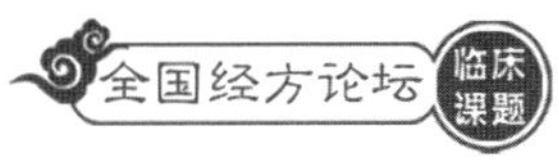

常见病抓主证与辨方证

鲍艳举 花宝金 编著

中国中医药出版社
·北京·

图书在版编目(CIP)数据

常见病抓主证与辨方证 / 鲍艳举，花宝金编著.
—北京:中国中医药出版社，2012.2(2024.7重印)

ISBN 978-7-5132-0752-2

Ⅰ.①常… Ⅱ.①鲍… ②花… Ⅲ.①常见病—辨证论治 Ⅳ.①R241

中国版本图书馆 CIP 数据核字(2012)第 004337 号

中 国 中 医 药 出 版 社 出 版
北京经济技术开发区科创十三街 31 号院二区 8 号楼
邮政编码 100176
传真 010 64405721
三河市同力彩印有限公司印刷
各地新华书店经销
*
开本 880×1230 1/32 印张 6.625 字数 130 千字
2012 年 2 月第 1 版 2024 年 7 月第10次印刷
书 号 ISBN 978-7-5132-0752-2
*
定价 39.00 元
网址 www.cptcm.com

如有印装质量问题请与本社出版部调换（010-64405510）

服务热线 010 64405510

购书热线 010 89535836

天猫旗舰店网址 https://zgzyycbs.tmall.com

前　言

如何提高疗效之辨证“三法合一”

如何提高疗效，永远是临床医生（也包括我本人）最关心并为之孜孜求索的问题。

众所周知，辨证论治包含六经辨证、八纲辨证、气血津液辨证、脏腑辨证、经络辨证、卫气营血辨证、三焦辨证等多种体系，而这些博大精深的辨证体系，都可以融会贯通为“三法合一”：

一、从“辨病机”入手的辨证论治

根据“全部脉舌症状”，先进行“辨证知机”（症→证）。辨清病机之后，再辨方证（类方→方）。从“辨病机”入手的辨证论治，遵循“症→证→**类方**→方”的顺序。比如，根据脉涩、舌紫、嘴唇青、夜痛增剧，辨为血瘀证，由此决定选用桂枝茯苓丸、桃核承气汤等血瘀类方；再从类方中细辨具体之方，根据大便干的症状，最终选用血瘀热结的桃核承气汤。

二、从“辨方证”入手的辨证论治

从“全部脉舌症状”入手，进行“直辨方证（药证）”。比如，见到“脉浮缓、恶寒、发热、汗出”就直接辨为桂枝汤证；见到“脉弦细、口苦、默默不欲饮食”就直接辨为小柴胡汤证。“从辨方证入手”的辨证论治，遵循“症→方”的顺序。把“辨证论治”由“辨大致病机”提升到“辨精细病机——方证”。

三、从“辨病症”入手的辨证论治

根据“主要脉舌症状(含病)”,先进行“病症分型”。比如,见到“咳喘”就考虑可用“麻杏石甘汤(里热证+表闭证)、小青龙汤(里寒饮证+表闭证)、苓桂五味姜辛汤(里寒饮证+无表证)等咳喘类方剂”;再排查咳喘类方剂中哪个具体方剂能与“全部脉舌症状”之病机相同,最后确定具体方剂。比如,看到有表证之症状,可考虑选用麻杏石甘汤、小青龙汤等;看不到表证之症状,则考虑选用苓桂五味姜辛汤。再如,看到厚腻黄苔,就考虑可用“三仁汤、四妙散等清利湿热类方剂”,再针对具体病机进行排查。从“辨病证”入手的辨证论治,遵循“症→**类方**→方”的顺序。

当前,有些教材存在“对病症的辨证论治分型并不全面,列举常见证型而省略不常见证型”的盲区。而这,正是临床疗效难以提高的关键所在。**倘若把“病症、病机、方证”三法合一**,对中医内外妇儿各科常见病症,都给出“全部病机”(而非重点或部分病机)的组合表格(即适合“时方派”使用的八纲与气血津液辨证;适合“经方派”使用的六经辨证),此即实现了**伤寒大家刘渡舟先生倡导的“抓主证”**(使用经方的关键在于“抓住主证”);最后尽量填入与病机组合“方证相对”的方剂,此即实现了**经方大师胡希恕先生倡导的“辨方证”**(方证是辨证的最后一个尖端)。虽然有些表格(即不常用的病机和方证)存有空白,但毕竟给出了让读者思索的方向,留待读者在临床中自行将空白处填充,这其中极有可能蕴藏着疑难病症的解决之道。

鉴于此,由全国经方论坛“中医临床课题组”规划开题,由中国中医科学院广安门医院鲍艳举、花宝金具体实施，最终的临床课题精化，变成了读者面前的这本《常见病"抓主证"与"辨方证"》。

辨证"三法合一"是提高疗效的有效捷径。"病症、病机、方证"如同宋代文人卢梅坡所作诗词里的"梅、雪、诗"，三者俱全才能达到"十分春"的境界：

有梅无雪不精神，有雪无诗俗了人。

日暮诗成天又雪，与梅并作十分春。

刘观涛

2011年10月于北京

学术合作与投稿邮箱：

liuguantao@vip.sina.com（48小时回复）

序

很多中医学子乃至年轻医生感慨:中医难学,难用!我们也曾经经历过这样的历程,所幸的是最终走出"迷途",因此写了本书,旨在和中医同仁分享中医的真谛。

下面的场景是很多学子们经历过的:在中医药大学读书,给自己的亲属治病。比如,自己的母亲由于感冒后出现咳嗽、咯痰,服用了复方甘草片、止咳糖浆还有一些抗生素效果不好。于是,实在不忍心看着母亲一直咳嗽下去,当时想,已经学中医两年了,应该为亲人解决些病痛了……于是就翻阅了很多关于治疗咳嗽的书籍,也看了很多医家治疗咳嗽的经验,当时搜集了不少能治疗咳嗽的方子,如止嗽散、杏苏散、桑杏汤、桑菊饮、麻杏石甘汤等,再把每个方子的适应证与母亲的症状对照,看哪个比较相近,就选用哪个,最后选择了止嗽散,药量也是按教材上的常规剂量,结果母亲服用三剂药,咳嗽就止住了。这个病例令这位学子信心大增。在接下来的几年间,也是用这种方法给一些亲戚诊病,后来发现《中医内科学》、《中医外科学》、《中医妇科学》均是按照这种形式设计的,于是心里窃喜,终于找到了看病的方法了。

辨证为什么可从常见病症入手呢?刘渡舟教授说:证有客观的规律性,又有自己的特殊性,它可供人分析研究、综合归纳等诸多妙用。"证"不是捏造出来的,它是生理病理客观的产物,它同病可以分开，而又不能绝对地分开。所以证之于病，如影随形，从“取证”的意义来讲，它优于近代医学。由于病不能离开证而单独存在，所以我不承认辨证与辨病的距离有天壤之别。

但是，随着实践的增多，就越来越发现这种方法有缺陷了。首先从常见病中的常见证型入手对于一些病情较单纯、证型单一的疾病效果还可以，但是对于稍微复杂一点的疾病，这种对号入座式的看病就有非常大的缺陷，有效率往往很低。为什么呢？因为常见证型缺乏辨证的完整性，对于复杂的病症容易遗漏一些重要的病机。

如何避免这种缺陷，怎样走出这种常见的“迷途”呢？

《伤寒论》讲求六经辨证，柯琴提出“六经钤百病”的观点，徐大椿亦说：“医之学问，全在明伤寒之理；伤寒理明，则万病皆通。”任何疾病可从病位上分为表、里、半表半里；从病情上说则不外乎阴、阳、寒、热、虚、实之分，又寒、热、虚、实从属于阴阳，故任何疾病均有阴、阳两类不同的病情反应。因此，结合疾病的病位和病情反应即可辨别出六种证候类型，即病位之表、里、半表半里均有阴证和阳证之分，恰为六经病之所属，也即表证之实、热者称表阳证（即太阳病），表证之虚、寒者称表阴证（即少阴病）；里证之实、热者称里阳证（即阳明病），里证之虚、寒者称里阴证（即太阴病）；半表半里之实、热者称半表半里阳证（即少阳病），半表半里之虚、寒者称半表半里阴证（即厥阴病）。

因此，六经辨证已经比较完整地包括了常见病证的病机了。此外，我们将中医常见病机气虚、津液虚、血虚、虚热、虚寒、气滞、痰热、湿热、痰湿、水湿、食积、血瘀、实热、实寒纳入到六经辨证体系里面，制成表格的形式，将治疗某病症的常用方剂放在表格内（因某些方剂具有多重性，可以分布在表格的不同位置），以求辨证的具体化、病机的完整性。正如“全国经方论坛·中医临床课题组”组长刘观涛先生所云，“虽然有些表格（即不常用的病机和方证）存有空白，但毕竟给出了让读者思索的方向，留待读者在临床中自行将空白处填充，这其中极有可能蕴藏着疑难病症的解决之道。”

本书是在我们创作的《经方时方六经辨证应用案解》（中国中医药出版社出版）的基础上撰著，如果说《经方时方六经辨证应用案解》是横向的“辨证类方”著作，那么本书则是纵向的“辨病分型”著作。两书互为经纬，读者可互参之。本书方格中的方剂来源于第七版全国高等中医药院校规划教材《方剂学》（中国中医药出版社）及经方常用方剂。此外，我们从上万份医案医话中选择了一些脍炙人口的医案医话，希望这些让人过目不忘的精彩医案，能够让读者把辨证的精髓深深印在脑海中。

鲍艳举　花宝金

2011 年 10 月

目 录

中医内科

1.感冒 …… 2
2.咳嗽 …… 8
3.哮病 …… 11
4.喘证 …… 15
5.心悸 …… 19
6.胸痹 …… 23
7.胸闷 …… 27
8.不寐 …… 31
9.胃痛 …… 34
10.痞满 …… 38
11.呕吐 …… 45
12.呃逆 …… 50
13.腹痛 …… 54
14.泄泻 …… 59
15.痢疾 …… 64
16.便秘 …… 67
17.胁痛 …… 71
18.黄疸 …… 74
19.头痛 …… 78
20.眩晕 …… 83
21.水肿 …… 86
22.腿沉 …… 92
23.乏力 …… 95
24.淋证 …… 101
25.遗精 …… 104
26.鼻衄 …… 106
27.齿衄 …… 108
28.咳血 …… 111
29.吐血 …… 115
30.便血 …… 119
31.尿血 …… 121
32.消渴 …… 125
33.汗证 …… 129
34.痹证 …… 135

中医外科

1.热疮 …… 141
2.蛇串疮 …… 145
3.癣 …… 148

4.湿疮 …………………… 150
5.乳核 …………………… 153
6.痔疮 …………………… 156

中医妇科

1.月经前期 …………… 161
2.月经后期 …………… 164
3.月经先后无定期 …… 167
4.月经过多 …………… 170
5.月经过少 …………… 173
6.经期延长 …………… 176
7.经间期出血 ………… 179
8.崩漏 …………………… 182
9.闭经 …………………… 186
10.痛经 ………………… 189
11.带下病 ……………… 192

中医儿科

1.遗尿 …………………… 197
2.夜啼 …………………… 200

中医内科

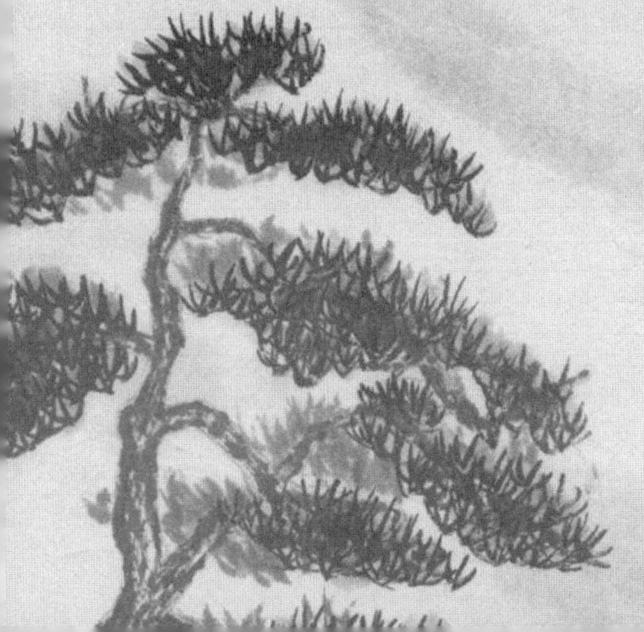

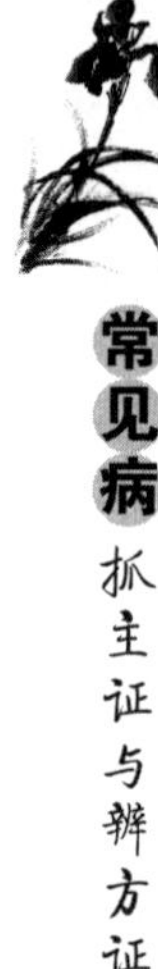

1. 感冒

			太阳病	阳明病	少阳病	太阴病	少阴病	厥阴病
气虚	气虚热							
	气虚寒					参苏饮、玉屏风散		
津虚	津虚热							
	津虚寒							
血虚	血虚热							
	血虚寒							
虚热								
虚寒						桂枝人参汤		
气滞	气滞热							
	气滞寒							
湿水饮痰*食积	湿热（痰）	痰热						
		湿热		新加香薷饮				
	寒湿（痰）	痰湿				荆防败毒散、荆防达表汤、小青龙汤、射干麻黄汤、藿香正气散		
		寒湿						
	食积							
血瘀	血瘀热							
	血瘀寒							

续表

实热				银翘散、葱豉桔梗汤、加减葳蕤汤、大青龙汤、九味羌活汤、麻杏石甘汤				
实寒								
表证	阳证	表实	羌活胜湿汤、新加香薷饮、参苏饮、正柴胡饮、大青龙汤、九味羌活汤、麻杏石甘汤、小青龙汤、射干麻黄汤					
		表虚	银翘散、葱豉桔梗汤、玉屏风散、加减葳蕤汤、桂枝人参汤、藿香正气散					
	阴证						再造散、麻黄附子细辛汤	
半表半里	实热				小柴胡汤			
	虚寒							

医案1

甘肃张掖专区周某，男性，24岁。病外感发热不退，头身作痛，胸中痞满，恶心而不欲食。赤脚医生为其注射安乃静两支、葡萄糖两支，虽汗出甚多，而发热不退，体温为39.6℃，

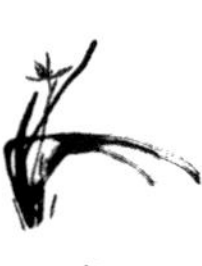

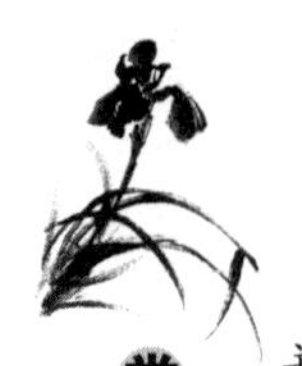

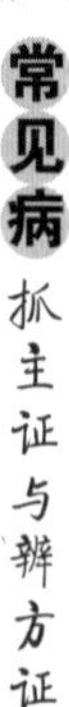

并时时作呕，入睡则呓语不休。切其脉数而浮，唯舌苔反白腻。

余辨为湿温误汗，津伤而邪不解，因见胸满时呕，为湿阻上中二焦，乃用三仁汤原方，而意其必效也。至中午，余复返诊所，病家来人，请余再诊。

患者服药后，发热不解而体痛难耐，且口渴喜饮，神志昏糊，时时谵语。切其脉濡数，而面缘缘正赤，舌苔反白腻，两足反冰冷。

余细思此证，胸满苔腻脉濡，辨为湿邪无疑，口渴喜饮，谵语面赤，又为阳明津伤热甚之象。治法非白虎不足以清热生津，非苍术不足以化浊去湿，乃选用苍术白虎汤原方，一剂知，二剂已。(《燕山医话·温热病杂谈》)

医案 2

已故长春中医药大学王海滨教授，乃医界名宿，以治疗伤寒名重一时，且博学多识，论精善断。余有幸从之学，获益匪浅焉。

尝与王师门诊，一男子近三旬，面身尽肿，睑肿几不能视，时方八月竟裹绒衣。自谓数日前涉水贪凉，致发热恶寒，头痛甚，腰痛似折，从公主岭来求治。余急令验尿：红细胞满视野，蛋白（+++），颗粒管型与细胞管型均有所见。诊其脉沉中带紧，舌苔薄白，余初诊印象为慢性肾炎急性发作，以询王师。

王师曰："是矣。方可用麻黄附子细辛汤合五皮饮。"余即以常规量予之 3 剂使去，令其尽剂复诊。

闲时余询王师曰："此证何以不用真武汤之属？"王师笑曰："真武汤似可用，然用之则谬。汝不忆仲景《伤寒论》第301条'少阴病，始得之，反发热，脉沉者，麻黄附子细辛汤主之'之语？病在少阴，不应发热，病在太阳，其脉应浮。今发热而脉沉，可见太少同病，表里俱急，故治宜麻黄附子细辛汤以解其表温其里。而真武汤证属少阴病迁延日久以致肾阳虚衰，则必是太阳病发汗太过，损其阳气，以致肾阳虚衰，盖无表证矣。观此患者身面浮肿、脉象沉紧、舌苔薄白，主诉恶寒发热，腰疼头痛，化验单证实为急性肾炎，非麻黄附子细辛汤而何？合五皮饮者，宗《医宗金鉴》意也。麻黄得细辛，其发汗之力尤强；而附子可温少阴之里，补命门真阳，加之细辛之气温味辛专走少阴，助麻黄辛温发散，而又无损于阳气；五皮饮利小溲，其得麻黄宣肺，可收提壶揭盖之效。全方遵开鬼门、洁净府之法。此证与单纯阳虚水泛之真武汤证，应严加区别，方不悖仲景意也。"余闻之恍然有所悟。

越三日，患者复诊。余视其浮肿尽消，已恢复本来面目。患者谓："服药后汗出尿多而周身轻快，头痛、恶寒、发热悉除，唯腰痛身疲耳。"经尿常规化验所见，患者除红细胞略有减少外，余同前。诊其脉沉而细、略数，舌红少苔。彼时王师已于日前因病住院。余乃思之：患者服药大效，表证解，水泛除，唯剩本证耳。今直呈一派虚证，当调补其肾之阴阳。乃化裁六味丸合五子衍宗丸，处方：生地黄、熟地黄、山药、山茱萸、茯苓、泽泻、牡丹皮、枸杞子、菟丝子、五味子、车前子、覆

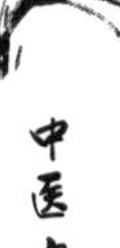

盆子、女贞子、何首乌，以善其后。经治3周，患者诸症悉除，尿常规化验唯剩蛋白（+-），后返乡里。(《北方医话》)

医案3

1968年夏，余治一妇人刘氏，患甲状腺炎，初觉颈结喉右侧不舒，按之作痛。以后痛处逐渐肿大，每在下午畏寒发热（体温升至38℃），吞咽时疼痛更甚，牵引耳后，向肩部放射，酸胀难受，舌苔白腻而厚，脉象沉滑。余初以病人有肿、有痛、有热，脉沉而滑，苔腻而厚，毒性显然，湿热无疑，加之病人大便秘结，乃用仙方活命饮加大黄治之。患者大便虽通，病情依旧，甲状腺反肿大如鸡卵，按之质硬，如类石疽。尤其有肿有块而不红，改作阴毒用阳和汤论治，亦无效。又以其有块而肿硬，作痰核瘿瘤，治以软坚活血祛瘀，而俱如泥牛入海，一时对病人之病情无从把握，大有束手无策之感。

后仔细观察病人，虽在暑天，其身恶寒，寒去发热，大腿尚需裹被，不然自觉寒风侵入骨髓。据此，则前认为夹热，已属非是，而痰核瘿瘤，病机为何，亦未探索。此病发热，腿犹恶寒，口不渴苔不黄，岂不为“热在皮肤，寒在骨髓”？但仍惑于炎症之成见，佐以仙方活命饮加乌头、附子、细辛，以作药物侦察，服后痛稍止，由此而知，前用仙方活命饮而无功，今则当为乌头、附子、细辛之力。乃去一切消炎、解毒、去瘀、活血药，以温里散寒法，用麻黄附子细辛汤加生姜，服后一剂知，病情大有改善，寒热顿除。效不更方，继服5剂而肿块尽消。后同事建议加熟地黄，服后又肿痛，急除去，专服麻黄附子细辛汤3剂霍然而解。

此病之机不但隐而微，而且假象甚多，易于惑人，故为医者须细微观察。病为湿蕴，已无疑义，但非湿热，实为寒湿。肿块疼痛、恶寒发热，均为寒湿所生；寒邪在里，凝则湿滞，寒湿相搏则痛，寒湿互结则肿。因此，应通阳温里，散寒祛湿，寒散则湿化，湿去则气行，气血疏畅，肿硬得消，宜其用麻黄附子细辛汤之有效。(《长江医话》)

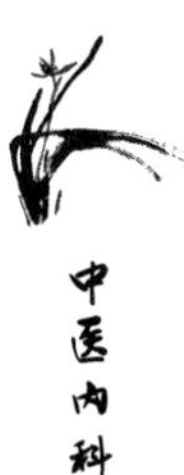

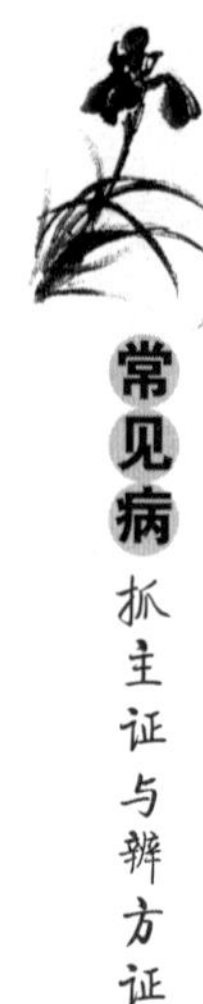

2. 咳嗽

			太阳病	阳明病	少阳病	太阴病	少阴病	厥阴病
气虚	气虚热							
气虚	气虚寒					六君子汤、金水六君煎、玉屏风散		
津虚	津虚热							
津虚	津虚寒					生脉地黄汤		
血虚	血虚热							
血虚	血虚寒							
虚热				麦门冬汤				
虚寒						金匮肾气丸		
气滞	气滞热							
气滞	气滞寒							
湿水饮痰*食积	(痰)湿热	痰热		定喘汤、越婢加半夏汤、小青龙加石膏汤、厚朴麻黄汤				
湿水饮痰*食积	(痰)湿热	湿热		葶苈大枣泻肺汤				
湿水饮痰*食积	寒湿(痰)	痰湿				射干麻黄汤、小青龙汤、平喘固本汤、金水六君煎		
湿水饮痰*食积	寒湿(痰)	寒湿				生脉地黄汤		
湿水饮痰*食积	食积							

续表

<table>
<tr><td rowspan="2">血瘀</td><td colspan="2">血瘀热</td><td></td><td></td><td></td><td></td><td></td><td></td></tr>
<tr><td colspan="2">血瘀寒</td><td></td><td></td><td></td><td></td><td></td><td></td></tr>
<tr><td>实热</td><td colspan="2"></td><td></td><td></td><td></td><td></td><td></td><td></td></tr>
<tr><td>实寒</td><td colspan="2"></td><td></td><td></td><td></td><td></td><td></td><td></td></tr>
<tr><td rowspan="2">表证</td><td rowspan="2">阳证</td><td>表实</td><td>射干麻黄汤、小青龙汤、定喘汤、越婢加半夏汤、小青龙加石膏汤、厚朴麻黄汤</td><td></td><td></td><td></td><td></td><td></td></tr>
<tr><td>表虚</td><td>玉屏风散</td><td></td><td></td><td></td><td></td><td></td></tr>
<tr><td rowspan="2">半表半里</td><td colspan="2">实热</td><td></td><td></td><td></td><td></td><td></td><td></td></tr>
<tr><td colspan="2">虚寒</td><td></td><td></td><td></td><td></td><td></td><td></td></tr>
</table>

医案1

张发荣治陈某，男，31岁。盛夏夜间受凉后出现恶寒发热，鼻塞流清涕，头身疼痛，咳嗽痰多，质清稀。曾用感冒冲剂、强力霉素、川贝精片、螺旋霉素等2天，病情未见好转，咳嗽加重，咳则胸痛，夜间需服用可待因、安定方可入睡，遂来医院诊治。体温39.5℃，咽部充血，右肺中部语颤增强，叩诊呈浊音，呼吸音减弱。血象：白细胞11.8×10^9/L，中性粒细胞0.85。胸片示：右肺中叶有一3cm×3cm边界模糊不清片状阴影。诊断为右肺中叶肺炎。

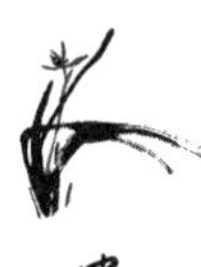

患者体温虽高，但询之却恶寒重，发热轻，无汗，咳引右胸痛，声音重浊，咯白色泡沫痰，不思饮食，精神欠佳，小便清长，舌色不红，苔白腻，脉浮紧，一派风寒袭表、肺失宣肃

之象。病既属风寒实证，则不惑于“夏月无正伤寒”之说，遂用辛温重剂以解表散寒，宣肺止咳。予麻黄汤合葛根汤，大制其剂：麻黄、桂枝、白芍、大枣、杏仁各15g，葛根30g，甘草、生姜各10g。急令煎汁，不分昼夜，每3小时服一次。服药2小时后微微汗出，体温开始下降，24小时后体温降至正常，恶寒发热顿减，咳嗽减轻。原方再进1剂，咳嗽再减，但见口干，咳嗽少痰，咯痰不爽，由于已有化热之象，故改用清金化痰汤加减治疗，服药4剂，病获全效。〔新中医，1992（5）：46〕

3. 哮病

			太阳病	阳明病	少阳病	太阴病	少阴病	厥阴病
气虚	气虚热							
气虚	气虚寒					六君子汤、金水六君煎、玉屏风散		
津虚	津虚热							
津虚	津虚寒					生脉地黄汤		
血虚	血虚热							
血虚	血虚寒							
虚热				麦门冬汤				
虚寒						金匮肾气丸		
气滞	气滞热							
气滞	气滞寒							
湿水饮痰*食积	（痰）湿热	痰热		定喘汤、越婢加半夏汤、小青龙加石膏汤、厚朴麻黄汤				
湿水饮痰*食积	（痰）湿热	湿热		葶苈大枣泻肺汤				
湿水饮痰*食积	寒湿（痰）	痰湿				射干麻黄汤、小青龙汤、平喘固本汤、金水六君煎		
湿水饮痰*食积	寒湿（痰）	寒湿				生脉地黄汤		
湿水饮痰*食积	食积							

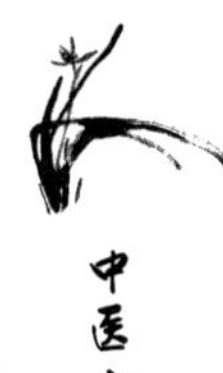

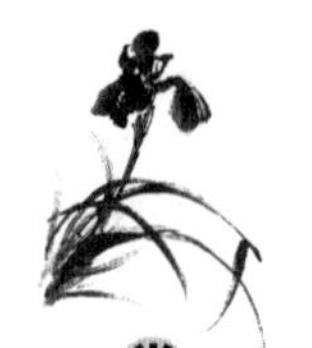

续表

血瘀	血瘀热							
	血瘀寒							
实热								
实寒								
表证	阳证	表实	射干麻黄汤、小青龙汤、定喘汤、越婢加半夏汤、小青龙加石膏汤、厚朴麻黄汤					
		表虚	玉屏风散					
半表半里	实热							
	虚寒							

医案1

余尝治一患者，哮喘反复发作二十余载，每逢季节更换时加重，冬季尤甚。犯病时胸部憋闷气喘，甚则不能平卧，自觉痰多阻塞气道，痰气上壅，咳吐黄痰，质稠而黏，不易排出。常靠氨茶碱、抗生素和激素维持治疗，然仍反复发作，故前来就诊。察其形色，面黄消瘦，喘促气短，唇有疮痂。脉浮微滑，舌质淡红，舌苔黄腻。

此为肺胀，热重于饮，治以越婢加半夏汤加味治之。方用炙麻黄9g，炙甘草6g，生姜9g，大枣7枚，半夏10g，川贝母9g，葶苈子（熬）12g，杏仁10g，射干9g，3剂，水煎服。

闲时学生中有谓用小青龙加石膏汤治之，何不用？余曰：二方虽同治饮热俱见之肺胀，然各有侧重。《金匮要略》曰：

“胀，咳而上气，烦躁而喘，脉浮者，心下有水，小青龙加石膏汤主之。”既云“心下有水”，说明小青龙加石膏汤证是以饮邪为主。因饮为阴邪，故用细辛、干姜、半夏，温药和之，以散寒涤饮；因兼郁热，复加少量石膏治之。观此患者胸部憋闷，烦热口燥，痰多色黄，质稠而黏，唇有疮痂，舌苔黄腻，脉象浮滑，此为肺胀热重于饮无疑。若用小青龙加石膏汤，更有麻黄、桂枝配合细辛、干姜，则有竭阴动阳之弊病。依据“寒者热之，热者寒之”之旨，宜越婢加半夏汤加味治之。方中麻黄、石膏宣肺清热；生姜、半夏、川贝母降逆化痰；甘草、大枣调中健胃。配合葶苈大枣泻肺汤者，正合《金匮要略》“支饮不得息，葶苈大枣泻肺汤主之”之意，泻肺气以逐痰饮；复加杏仁、射干佐上方以宣肺平喘。全方具有启上泻下、清肺涤饮、宣降肺气的功能，使肺气清，饮邪除，则肺之宣降功能趋于正常，故以本方治之。

越三日，患者复诊，服药后胸闷气喘减轻，吐痰较前清利，色白，时或吐黄痰。前方既效，毋庸更方，复以上方3剂治之，患者诸症悉减。后继续服用上方加减调治3周，患者基本痊愈，可参加一般劳动。(《北方医话》)

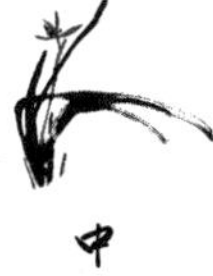

医案2

赵某，男，5岁半，1993年6月20日初诊。有过敏性哮喘史，每闻异味后先嚏后咳，继之则发气喘。近两个月病情加重，咳喘不能平卧。西医检查：两肺有哮鸣音，并伴有细小的湿啰音，血液白细胞及嗜酸性细胞均有增高，体温 37. 8℃。诊断：过敏性哮喘合并肺部感染。给予抗菌素及扑尔敏、氨茶碱等药治疗，然气喘不见缓解。喉中痰鸣，痰不易咳出。并伴有纳呆、胸闷、腹胀、烦躁不安、小便短赤、大便不调等症。舌质偏红，苔白厚腻，脉来滑数。

肺居于上，为相傅之官，有治节之能，为五脏之华盖，其性清属金而主一身之气。肺畏火，叩则鸣，最忌痰、湿等有形之邪气而使其宣降不利。本案气喘而身热不扬，纳呆、胸闷、小便短赤，舌苔厚腻，脉来滑数，反映了湿热夹痰浊之邪上痹肺气之象。

辨为湿热羁肺，积而生痰，痰湿上痹，肺气不宣，因而发生喘咳。拟芳香化浊，清热利湿，宣肺平喘为急务，方用甘露消毒丹合三仁汤加减。方中茵陈、滑石、苡仁、通草、黄芩以清气分之湿热；杏仁、射干、贝母、桔梗、前胡、紫菀宣利肺气，化痰平喘。肺主一身之气，气行则湿化也；藿香、白蔻仁、菖蒲芳香化浊，悦脾行气。

处方如下：浙贝 12g，菖蒲 10g，射干 10g，白蔻仁 10g，茵陈 10g，滑石 12g，藿香 8g，杏仁 10g，苡米 12g，黄芩 6g，栀子 8g，通草 10g，桔梗 10g，厚朴 12g，前胡 10g，紫菀 10g，嘱服 7 剂。

结果：服药后，咳喘明显减轻，夜能安卧，胸满不发，再服 7 剂，咳止喘平。两肺哮鸣音及湿啰音全部消失，血象恢复正常，诸恙皆瘥。(《刘渡舟验案精选》)

4. 喘证

<table>
<tr><th colspan="3"></th><th>太阳病</th><th>阳明病</th><th>少阳病</th><th>太阴病</th><th>少阴病</th><th>厥阴病</th></tr>
<tr><td rowspan="2">气虚</td><td colspan="2">气虚热</td><td></td><td></td><td></td><td></td><td></td><td></td></tr>
<tr><td colspan="2">气虚寒</td><td></td><td></td><td></td><td>补肺汤</td><td></td><td></td></tr>
<tr><td rowspan="2">津虚</td><td colspan="2">津虚热</td><td></td><td></td><td></td><td></td><td></td><td></td></tr>
<tr><td colspan="2">津虚寒</td><td></td><td></td><td></td><td>生脉散</td><td></td><td></td></tr>
<tr><td rowspan="2">血虚</td><td colspan="2">血虚热</td><td></td><td></td><td></td><td></td><td></td><td></td></tr>
<tr><td colspan="2">血虚寒</td><td></td><td></td><td></td><td></td><td></td><td></td></tr>
<tr><td>虚热</td><td colspan="2"></td><td></td><td>麦门冬汤、百合固金汤</td><td></td><td></td><td></td><td></td></tr>
<tr><td>虚寒</td><td colspan="2"></td><td></td><td></td><td></td><td>参附汤、金匮肾气丸、苏子降气汤</td><td></td><td></td></tr>
<tr><td rowspan="2">气滞</td><td colspan="2">气滞热</td><td></td><td></td><td>五磨饮子</td><td></td><td></td><td></td></tr>
<tr><td colspan="2">气滞寒</td><td></td><td></td><td></td><td></td><td></td><td></td></tr>
<tr><td rowspan="5">湿水饮痰*食积</td><td rowspan="2">(痰)湿热</td><td>痰热</td><td></td><td>清气化痰丸、定喘汤</td><td></td><td></td><td></td><td></td></tr>
<tr><td>湿热</td><td></td><td>葶苈大枣泻肺汤</td><td></td><td></td><td></td><td></td></tr>
<tr><td rowspan="2">寒湿(痰)</td><td>痰湿</td><td></td><td></td><td></td><td>华盖散、小青龙汤、二陈汤、三子养亲汤、苏子降气汤、枳实薤白桂枝汤、导痰汤</td><td></td><td></td></tr>
<tr><td>寒湿</td><td></td><td></td><td></td><td>真武汤</td><td></td><td></td></tr>
<tr><td colspan="2">食积</td><td></td><td></td><td></td><td></td><td></td><td></td></tr>
<tr><td rowspan="2">血瘀</td><td colspan="2">血瘀热</td><td></td><td></td><td></td><td></td><td></td><td></td></tr>
<tr><td colspan="2">血瘀寒</td><td></td><td></td><td></td><td></td><td></td><td></td></tr>
</table>

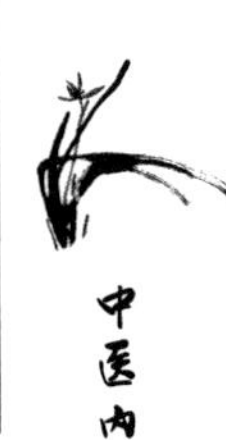

续表

实热			麻杏石甘汤、大承气汤、泻白散、清燥救肺汤				
实寒							
表证	表实	麻黄汤、华盖散、小青龙汤、麻杏石甘汤、定喘汤					
	表虚						
半表半里	实热						
	虚寒						

医案 1

王某，男，67 岁。素患喘疾，反复发作二十余年。近因偶感外邪而再次发病，症见：咳喘胸闷，动则气急，难以平卧，痰多色白，咳吐不尽，畏寒肢冷，不发热，纳食不香，二便正常，舌质淡，苔白滑，脉细而兼滑。

诊为外感风寒，内伏痰饮，肺失宣降，逆而为喘。治拟解表化饮，宣肺平喘，方用小青龙汤加味。处方：炙麻黄、川桂枝各 9g，北细辛 3g，法半夏、云茯苓、化橘红、杏仁泥各 10g，淡干姜、杭白芍、北五味、炙甘草各 6g，3 剂，每日 1 剂，水煎取汁，分两次服。

二诊：诸症趋缓，唯感气喘，神疲乏力，舌苔同前，脉转沉细。虑其喘咳延久，年逾古稀，辛散之剂不宜过量，遂于原方减桂枝为 6g，加五味子 20g，3 剂，煎服法同前。

三诊：喘闷反增，痰咳不爽，神情困顿，且面色晦滞，舌质淡红，苔白滑，脉细数。细审脉证，辨证并无差误，推其病情加剧的原因，很可能是过于重用五味子的结果，以致收敛有余，辛散不足，邪气内伏，肺气壅闭，诸症势必加剧。为此仍宗原法原方为治，唯改五味子、北细辛各为4g，并加葶苈子3g，3 剂，仍如前法煎服。

四诊：诸症明显缓解，原方续服 4 剂，肺气渐趋平复，咳喘辄然而止。(《中医误诊误治原因及对策》)

医案 2

早在 3 年前，应空军总医院邀同道二人前往会诊。一男性患者，飞行员，经西医诊断为肺心病。该病人患喘咳、心悸病近 10 年，因喘咳病反复发作已停止飞行工作数年之久。此次发病加重，因北方天寒，气候变化无常，外感风寒而诱发。虽经中西医抢救，疗效不显，已嘱其家属做后事准备。症见：发热恶寒，头昏无力，胸闷，心悸气喘，心烦不宁，口似渴而不欲饮，而唇紫绀，动则喘甚，下肢浮肿，气急不能平卧，舌紫苔白，脉结代。

按其脉症所见系心、肺、肾皆虚。阴虚阳衰，风寒外束，水饮内停，血运无力，为本虚标实之危候。治宜解表利肺蠲饮。急用小青龙汤去干姜加葶苈子，以泻气行水破坚除痰定喘，方药：炙麻黄 15g，桂枝 15g，白芍 15g，细辛 5g，半夏 15g，五味子 10g，甘草 5g，葶苈子 15g，沉香 10g（葶苈子、沉香共研细

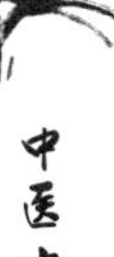

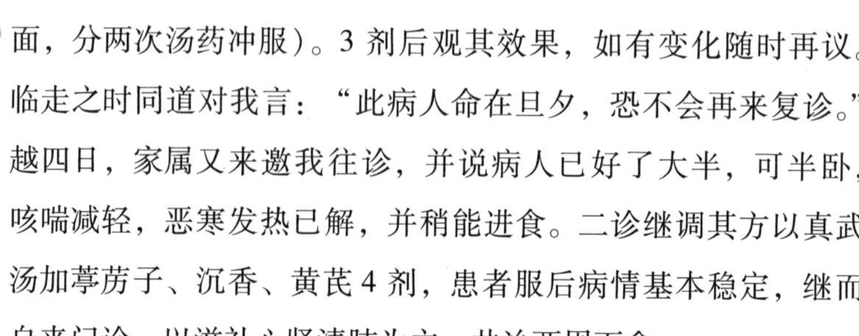

面，分两次汤药冲服）。3 剂后观其效果，如有变化随时再议。临走之时同道对我言：“此病人命在旦夕，恐不会再来复诊。”越四日，家属又来邀我往诊，并说病人已好了大半，可半卧，咳喘减轻，恶寒发热已解，并稍能进食。二诊继调其方以真武汤加葶苈子、沉香、黄芪 4 剂，患者服后病情基本稳定，继而自来门诊，以滋补心肾清肺为主，共治两周而愈。

对该病人，事后笔者想：①本病人主要是久病各脏皆虚，复外感风寒，多因邪实痰瘀而起，起病急骤，肺虚不能主气，肾虚不能纳气，脾虚不能化谷，宗气化源不足。因肺、肾皆虚，势必累及心脏，心气不足，血运无力，故发绀、心悸、水肿接连发生，危及生命。虽患者病情危笃，但医生决不能慌乱，详细问诊，查清病史是重要一环。②小青龙汤是《伤寒论》为治疗外感风寒、内停水饮而设。该患者虽然是里实证突出，但有表证，故小青龙汤是首选方剂，考虑干姜辛热对此证不利，故去干姜加性苦寒的葶苈子以泻气行水，配沉香以增强行气平喘之功。近年对葶苈子治疗喘、心悸均有报道。同时用葶苈子时，最好研面冲服效果更好。因葶苈子皮坚不易加热浸出，故本方收效之大，在于去干姜、加葶苈子面冲服所起的作用。二诊时患者表邪已解，痰饮水气已解其半，故继用真武汤加减，温阳、益气、利水。最后滋补心肾，以善其后，达到临床治愈。（《北方医话》）

5. 心悸

		太阳病	阳明病	少阳病	太阴病	少阴病	厥阴病
气虚	气虚热						
	气虚寒				安神定志丸、归脾汤、天王补心丹、人参养荣汤、炙甘草汤、固冲汤		
津虚	津虚热						
	津虚寒				炙甘草汤、固冲汤、柏子养心汤、酸枣仁汤		
血虚	血虚热						
	血虚寒				归脾汤、天王补心丹、人参养荣汤、四物汤		
虚热			麦门冬汤、百合固金汤				
虚寒					桂枝甘草龙骨牡蛎汤、参附汤、小建中汤		
气滞	气滞热			桃仁红花煎、血府逐瘀汤			
	气滞寒						

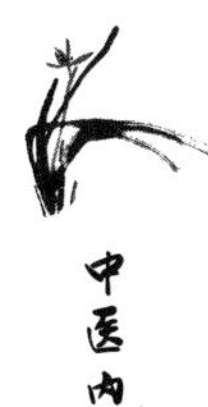

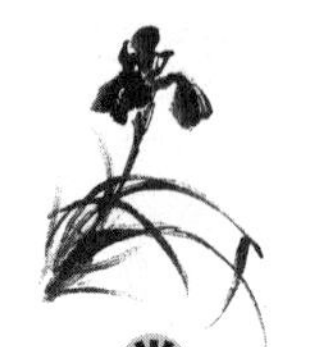

续表

湿水饮痰*食积	（痰）湿热	痰热		黄连温胆汤、滚痰丸				
		湿热		益元散、三仁汤				
	寒湿（痰）	痰湿				苓桂术甘汤、温胆汤、十味温胆汤		
		寒湿				真武汤		
	食积							
血瘀	血瘀热				桃仁红花煎、血府逐瘀汤			
	血瘀寒							
实热				朱砂安神丸、磁朱丸				
实寒								
表证	表实							
	表虚							
半表半里	实热							
	虚寒							

医案1

毛某，女，16岁，农民。患者平素即心虚胆怯，两月前又因夜间独自行路而卒受惊恐，发为惊悸，时作时止。近来发作更趋频繁，甚或终日心悸不安，遂于1976年10月20日来我科求治。刻下：惊悸惕惕然动，坐卧不安，夜不能寐，时有幻听，每于夜间疑有人拍窗敲门，以致不敢独居室内，舌质红，苔薄白，脉弦小而兼滑。

辨证为肝失疏泄，心失安宁。治拟疏肝宁心、镇惊安神，方用柴胡加龙骨牡蛎汤化裁。处方：醋柴胡12g，炒黄芩、川桂枝、法半夏、潞党参、云茯苓各10g，生龙骨（先煎）、生牡蛎（先煎）各30g，生大黄（后下）5g，生姜5片，大枣5枚，5剂，每日1剂，水煎取汁，分两次服完。

10月25日二诊：诸症依然，舌脉同前，细审脉症而责其病机为肝阴不足，肝血亏虚，相火内亢，上扰心神。治拟养肝泻火，宁心安神，方用酸枣仁汤加味。处方：杭白芍、硃或辰麦冬、肥知母、云茯神、川芎各10g，炒枣仁、生龙骨（先煎）、生牡蛎（先煎）各30g，炙甘草6g，3剂，服法同前。

10月28日三诊：病情仍无进退，舌质红而欠津，苔白厚而微黄，脉象如前，并询得平素多吐痰浊，足见实乃痰火内扰心神之证。治拟清热化痰，镇心安神，方用温胆汤加味。处方：姜竹茹、姜半夏各12g，化橘红、白茯苓、生枳实、生远志、淡黄芩各10g，生龙骨（先煎）30g，炒枣仁、夜交藤各15g，胆南星、生甘草各6g，5剂，服法同前。

10月4日四诊：药已中的，诸症俱减，复予原方5剂，诸症悉除，后又从原方出入而予十余剂，以巩固疗效，追访半年未复发。

按语：本例素体心虚胆怯，复因卒受惊恐而发病。惊则气乱，五脏失其安和，聚湿蕴热，滋生痰火，上扰心神，即成惊悸一病。正如《丹溪心法·惊悸怔忡》称是病“时作时止者，痰因火动”。尽管其时已见弦滑之脉象，但却囿于素体心虚胆怯之说而一误再误，并因先后使用辛通及养阴之剂而助火增痰，以致舌质欠津，苔白厚而微黄，至此才从痰火论治用温胆汤。可见临证当细参脉象，以辨证为要。（《中医失误百例分析》）

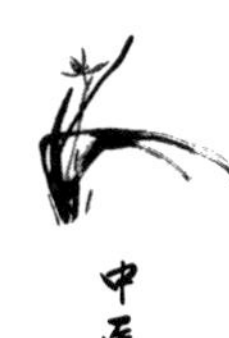

6. 胸痹

		太阳病	阳明病	少阳病	太阴病	少阴病	厥阴病
气虚	气虚热						
	气虚寒				炙甘草汤		
津虚	津虚热						
	津虚寒				左归饮、生脉散、人参养荣汤		
血虚	血虚热						
	血虚寒				炙甘草汤、天王补心丹		
虚热							
虚寒					参附汤、右归饮、当归四逆汤		
气滞	气滞热		血府逐瘀汤、越鞠丸	柴胡疏肝散、丹栀逍遥散			
	气滞寒						

湿水饮痰*食积	（痰）湿热	痰热		黄连温胆汤、小陷胸汤				
		湿热		三仁汤、甘露消毒丹				
	寒湿（痰）	痰湿				瓜蒌薤白半夏汤、瓜蒌薤白白酒汤、苓桂术甘汤、茯苓杏仁甘草汤、瓜蒌薤白桂枝汤、导痰汤		
		寒湿				真武汤		
	食积							
血瘀	血瘀热			血府逐瘀汤、丹参饮				
	血瘀寒							
实热				丹栀逍遥散、大柴胡汤				
实寒								
表证	表实							
	表虚							
半表半里	实热				小柴胡汤、大柴胡汤、蒿芩清胆汤			
	虚寒							

医案

王某，男，52 岁，干部，1985 年 11 月 8 日初诊。患者宿有冠心病，近因起居不慎，感受风寒，经用西药对症处理，寒热虽去，但见胸痞气急，咳吐白稀痰涎，心前区时闷痛，并向左

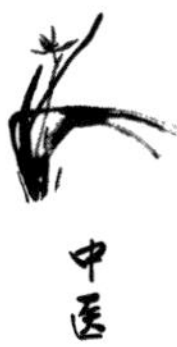

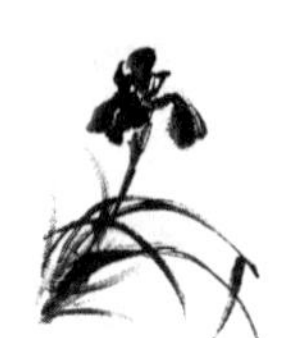

肩臂放射，每次持续 2～3 分钟始缓解。血压 140/90mmHg，两肺呼吸音略粗糙，未闻及干湿性啰音，心率每分钟 82 次，律齐，心尖区可闻及Ⅱ级收缩期杂音，心电图检查示：前侧壁心肌供血不足，血胆固醇为 6mmol/L，外周血象白细胞总数 7.9×10^9/L，中性粒细胞比例为 75%，舌质偏暗，苔白滑，脉弦细。

辨病为胸痹，辨证为痰遏胸阳，瘀阻心脉。治以通胸阳、化痰浊、活血脉为法，方予瓜蒌薤白半夏汤合丹参饮化裁。处方：瓜蒌皮 20g，薤白头、广陈皮、当归尾各 12g，土红花、正川芎、檀香（后下）、清半夏、炒枳壳各 10g，紫丹参 30g，干葛根 15g，炙甘草 6g。2 剂，每日 1 剂，水煎取汁，早晚分服，并嘱注意休息，低脂饮食。

翌日二诊：诉服首剂头煎药汁即恶心呕吐，所服药物旋即尽倾而出，余药弃而未服。余细审脉症，实系风痰客肺，心脉瘀阻，遂改予小青龙汤出入，药用：炙麻黄、生甘草 6g，川桂枝、高良姜、姜半夏、五味子各 10g，炒赤白芍各 15g，北细辛 5g，3 剂，如前煎服。

11 月 12 日三诊：胸闷气急明显好转，心绞痛亦轻，继予上方加减 6 剂，诸症皆除，心电图复查前侧壁心肌供血不足亦见明显改善，即据症先后使用有关药及复方丹参片继续调理之。另嘱调精神，慎起居，节饮食，戒烟酒，以配合之。

按语：本例胸痹病起感受风寒，据其咳吐白稀痰涎、胸痞气急、心前区闷痛等症即可辨为风痰客肺、心脉瘀阻之胸痹，证属标本俱急。然医者初诊忽略了外感之病因，只治心不治肺，结果导致药证格拒。由此提示我们临床辨证要注意分清标本缓急，急则治标，缓则治本，标本俱急则标本同治，这样才不致误治。(《中医失误百例分析》)

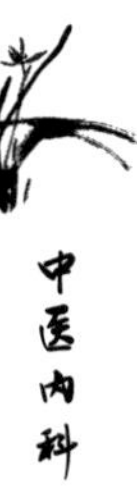

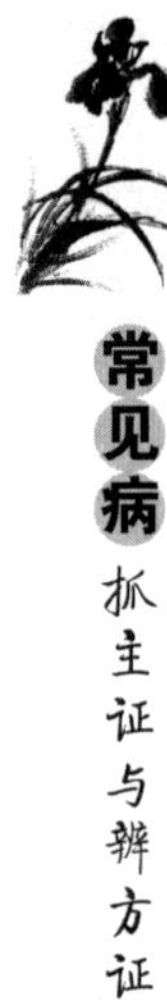

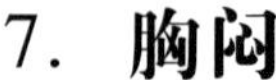

7. 胸闷

		太阳病	阳明病	少阳病	太阴病	少阴病	厥阴病
气虚	气虚热						
	气虚寒				六君子汤、香砂六君子汤		
津虚	津虚热						
	津虚寒						
血虚	血虚热						
	血虚寒						
虚热							
虚寒					吴茱萸汤、良附丸、四磨汤、苏子降气汤		
气滞	气滞热						
	气滞寒						

续表

湿水饮痰*食积	（痰）湿热	痰热		清气化痰丸、清暑益气汤、定喘汤、小陷胸汤				
		湿热		达原饮、白虎加苍术汤、三仁汤、甘露消毒丹、连朴饮、新加香薷饮、蒿芩清胆汤				
	寒湿（痰）	痰湿				半夏厚朴汤、苓桂术甘汤、三子养亲汤、半夏白术天麻汤、枳术丸、藿香正气散、藿朴夏苓汤		
		寒湿				苓甘五味姜辛汤		
	食积							
血瘀	血瘀热							
	血瘀寒							
实热				凉膈散、越鞠丸、大柴胡汤				
实寒								
表证	表实		新加香薷饮、清暑益气汤、定喘汤、藿朴夏苓汤					
	表虚							

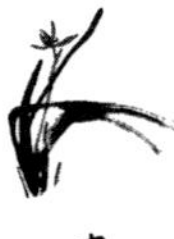

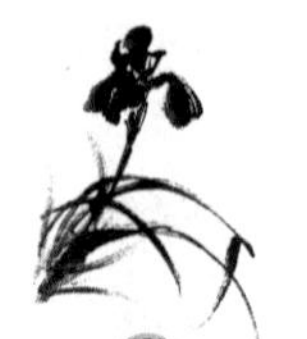

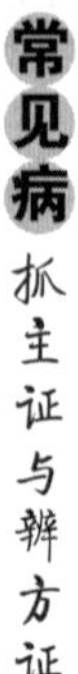

续表

半表半里	实热			小柴胡汤、四逆散、柴胡疏肝散、逍遥散、大柴胡汤、蒿芩清胆汤			
	虚寒						黄连汤、柴胡桂枝干姜汤

医案 1

孙某，男，53 岁，1991 年 5 月 25 日初诊。患者有风湿性心脏病史，近因外感风寒，病情加重。心动悸，胸憋喘促，咳吐泡沫状白痰，量多。昼夜不能平卧，起则头眩。四末厥冷，腹胀，小便短少，腰以下肿，按之凹陷不起。食少呕恶，大便干结。视其口唇青紫，面色黧黑，舌白滑，脉结。西医诊为“风湿性心脏病，充血性心力衰竭，心功能Ⅳ级”。

水为阴，其代谢过程必须经过肺、脾、肾三脏的气化功能，其中尤以肾气为关键。若肺失宣降，不能通调水道；脾失健运，不能运化水湿；肾失开合，不能化气行水，则可致水湿内停而发为水气病。而三脏之中，因“肾主水”，“为胃之关”，关门不利，则聚水而成病。本案为脾肾阳衰阴盛，水气不化，水寒之邪由下而上，从内至外，由表及里，或上或下，浩浩乎泛滥成灾。若水气上凌于心，则见心悸动，胸憋闷；水随少阴经上射于肺，则咳嗽、痰多，不能平卧；水气上攻于胃，则呕吐食少；水饮上犯清窍，则头目眩晕；膀胱气化不利，则小便不畅。

治疗之法：一要温补肾阳，二须利其水邪。真武汤功专扶阳消阴，驱寒镇水。方中附子辛热下温肾阳，使水有所主；白术燥湿健脾，使水有所制；生姜宣散，佐附子以助阳，是主水之中而又有散寒之意；茯苓淡渗，佐白术以健脾，是制水之中而有利水外出之功。妙义在于芍药，一举数用：一可敛阴和营，二可制附子之刚燥，三可利尿去水。《神农本草经》云：芍药能“利小便”而有行阴利水之功。

处方：真武汤加味。附子 10g，茯苓 30g，生姜 10g，白术 10g，白芍 10g，红人参 6g，泽泻 20g。

服 3 剂后，小便增多，咳嗽锐减，心悸、腿肿见轻。续用真武汤与苓桂术甘汤合方，温补心、脾、肾三脏，扶阳利水。附子 12g，茯苓 30g，生姜 10g，白芍 10g，白术 12g，桂枝 6g，炙甘草 10g，党参 15g，泽泻 15g，干姜 6g。

服上方十余剂，小便自利，浮肿消退，心悸、胸闷等症已除，夜能平卧。唯觉口渴，转方用“春泽汤”：党参 15g，桂枝 15g，茯苓 30g，猪苓 20g，泽泻 20g，白术 10g。从此而病愈。（《刘渡舟验案精选》）

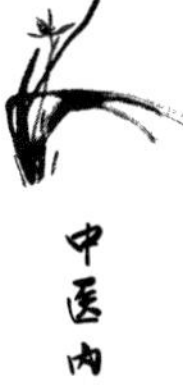

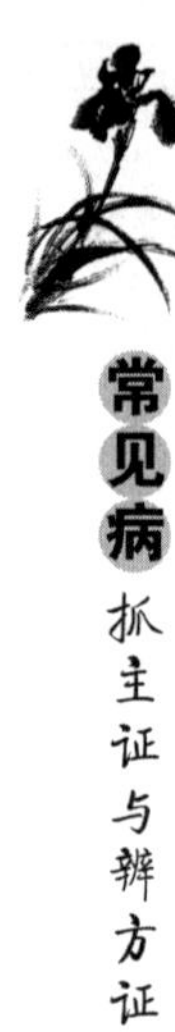

8. 不寐

		太阳病	阳明病	少阳病	太阴病	少阴病	厥阴病
气虚	气虚热						
	气虚寒				归脾汤、安神定志丸、人参养荣汤		
津虚	津虚热		黄连阿胶汤				
	津虚寒				酸枣仁汤、柏子养心丹、孔圣枕中丹		
血虚	血虚热						
	血虚寒				归脾汤、人参养荣汤、四物汤、天王补心丹		
虚热							
虚寒							
气滞	气滞热						
	气滞寒						

续表

湿水饮痰*食积	（痰）湿热	痰热		黄连温胆汤、滚痰丸				
		湿热		龙胆泻肝汤、当归龙荟丸、猪苓汤				
	寒湿（痰）	痰湿				半夏秫米汤、温胆汤、十味温胆汤		
		寒湿						
	食积							
血瘀	血瘀热							
	血瘀寒							
实热				交泰丸、黄连阿胶汤、磁朱丸、天麻钩藤饮、栀子豉汤				
实寒								
表证	表实							
	表虚							
半表半里	实热				龙胆泻肝汤			
	虚寒							

医案

李某，男，49岁，编辑。患失眠已两年，西医按神经衰弱治疗，曾服多种镇静安眠药物，收效不显。自诉：入夜则心烦神乱，辗转反侧，不能成寐。烦甚时必须立即跑到空旷无人之地大声喊叫方觉舒畅。询问其病由，素喜深夜工作，疲劳至极时，为提神醒脑，常饮浓厚咖啡，习惯成自然，致入夜则精神兴奋不能成寐，昼则头目昏沉，萎靡不振。视其舌光红无苔，

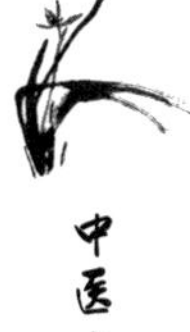

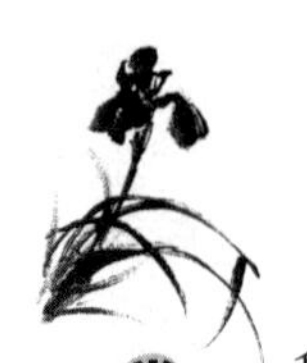

舌尖宛如草莓之状红艳，格外醒目，切其脉弦细而数。

失眠，《内经》谓之“不寐”、“不得卧”。成因有痰火上扰者；有营卫阴阳不调者；有心脾气血两虚者；有心肾水火不交者。本案至夜则心神烦乱，难以入寐，乃心火不下交于肾而独炎于上。陈士铎《辨证录》云：“夜不能寐者，乃心不交于肾也……心原属火，过于热则火炎于上而不能下交于肾。”思虑过度，暗耗心阴，致使心火翕然而动，不能下交于肾，阳用过极，则肾水难以上济于心，又饮咖啡，助火伤阴，使火愈亢，阴愈亏。观其舌尖赤如草莓，舌光红无苔，脉细而数，一派火盛水亏之象，辨为心肾不交之证。

治当滋其肾水，降其心火，选用《伤寒论》黄连阿胶汤。方用黄连、黄芩上清心火；阿胶、鸡子黄滋养阴血。至于芍药一味，既能上协芩连酸苦为阴以清火，又能酸甘化阴以助阴血，且下通于肾，使水生木也；上通于心，而木生火也。诸药配伍，以奏滋阴降火、交通心肾之效，又体现了《难经》的“泻南补北”的精神。

处方：黄连 12g，黄芩 6g，阿胶（烊化）10g，白芍 12g，鸡子黄 2 枚。此方服至 3 剂，便能安然入睡，心神烦乱不发，续服 3 剂，不寐之疾从此而愈。

按语：使用本方还需注意两点：①舌脉特点：本证是舌质红绛，或光绛无苔，甚则舌尖赤如杨梅，脉多细数或弦细数。②注意煎服方法：方中阿胶、鸡子黄两味，俱不能与他药混煎，阿胶烊化后兑入药汁中，待去渣之药汁稍冷后再加入鸡子黄，搅拌均匀后服用。(《刘渡舟验案精选》)

9. 胃痛

			太阳病	阳明病	少阳病	太阴病	少阴病	厥阴病
气虚	气虚热							
气虚	气虚寒					香砂六君子汤		
津虚	津虚热			益胃汤				
津虚	津虚寒					一贯煎		
血虚	血虚热							
血虚	血虚寒							
虚热				益胃汤				
虚寒					良附丸、黄芪建中汤、附子理中丸、黄土汤、理中汤、大建中汤、吴茱萸汤、厚朴温中汤			
气滞	气滞热			越鞠丸				
气滞	气滞寒					香砂六君子汤、厚朴温中汤		
湿水饮痰*食积	(痰)湿热	痰热						
湿水饮痰*食积	(痰)湿热	湿热		枳实导滞丸				
湿水饮痰*食积	寒湿(痰)	痰湿				香苏散、保和丸		
湿水饮痰*食积	寒湿(痰)	寒湿						
湿水饮痰*食积	食积					保和丸		

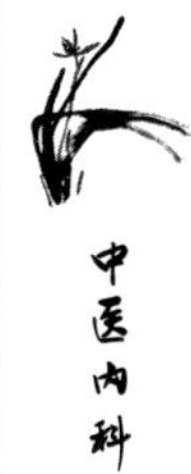

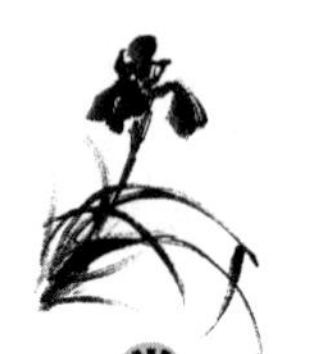

续表

血瘀	血瘀热		失笑散、丹参饮				
	血瘀寒						
实热			大承气汤、小承气汤、化肝煎、左金丸、泻心汤、越鞠丸				
实寒							
表证	表实	香苏散					
	表虚						
半表半里	实热			柴胡疏肝散			
	虚寒						半夏泻心汤、甘草泻心汤、生姜泻心汤

医案1

病人系一中年男性，经常犯胃病（胃肠钡餐诊为十二指肠球部溃疡），到某医院服中药治疗。该院正在进行黄芪建中汤加减治疗溃疡病疗效观察，也给此病人服用本方。病人服药3天后突然感觉头晕目眩，如坐舟车，旋转不定，耳鸣如潮，恶心，烦急，又到某医院急诊，内科、五官科检查无异常发现，给予对症治疗，药后症状逐渐减轻，又继服治溃疡病药，两剂后再次出现上述症状，另有大便干，两日未下，小便黄赤，舌边尖红，苔黄厚腻，脉弦滑有力。

本例由于湿热交阻、脾胃失调所致胃痛，医家未辨其证，误予甘温益气之品，蕴其湿，助其热。湿热上蒸于头，清阳不得发越，乃见头晕目眩、耳鸣。湿热阻滞，中焦不畅故恶心、烦急。此乃医家之过也。据此可见不辨其证而擅用补药耳，实乃弊多利少。

我诊为湿热郁蒸，中焦阻滞，嘱其停服前药，投以清热利湿、化浊导滞之品。效三仁汤合凉膈散加减：生苡仁 15g，蔻仁 6g，半夏 10g，厚朴 10g，枳实 10g，黄连粉（冲）3g，栀子 10g，藿香 10g，佩兰 10g，滑石 10g，竹叶 6g，酒军 6g，3 剂药后，上症消失，随后根据其脉、症，改依辨证治疗其胃痛。(《燕山医话》)

医案 2

余早年曾治疗一胃结石患者。该患者因四天前暴食黑枣而致胃脘不适，继则胀满加剧，纳食减少，脘中疼痛，按之痛甚，有坚硬感，时有恶心欲吐，大便日一次，量少稍干，脉弦，舌苔腻、中黄。经 X 线钡餐透视，可见胃中有推之可移的包块，提示胃中结石。当时见其身体健壮、年轻，属体力劳动者。

余观其脉症，当属阳明胃中实证，故以克伐消导之剂治之，方用枳实、大黄、厚朴、芒硝、莱菔子、木香、槟榔、半夏、白术、陈皮等药，连续服药 10 天，诸症见轻，大便始为稀便，每日 2～4 次，服药 7 剂后日行 1～2 次，胀满、食少均明显好转。余便遵效不更方之理，让患者继服 5 剂，再诊已无胀满、疼痛之苦，按之腹软，钡餐透视已无积块影像。至此，该病的治疗本应中病即止，更方换药，选取调理脾胃之方，以善其后。

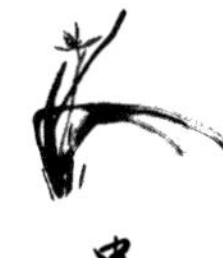

而余仍以通下克伐之剂，言仍遵效不更方，方中虽去芒硝，但枳、黄不除，患者又继服7剂后，反见胃纳食少，腹痛隐隐，兼见腹泻，便稀日行2~3次，四肢乏力，脉弦小，舌质淡、苔薄白微腻，观其表现已成脾虚胃弱之象。后得他医提示，此乃消伐太过而致脾土衰败，嘱改为调理补益脾胃药治之，十余天后，诸症平复。

从病例的整个治疗过程可以见知，首以克伐之剂，消导攻伐积胃之物，当属恰当的治法，然而积滞消去后没有随时注意疾病的变化情况，而是错误地运用“效不更方”的原则，造成误治。因此，我们在临床上必须认真掌握中病即止，不可盲目地只知效不更方，而忽略了掌握好效不更方的分寸。(《燕山医话》)

10. 痞满

		太阳病	阳明病	少阳病	太阴病	少阴病	厥阴病
气虚	气虚热						
	气虚寒				补中益气汤、旋覆代赭汤		
津虚	津虚热		益胃汤、增液承气汤				
	津虚寒						
血虚	血虚热						
	血虚寒						
虚热			益胃汤				
虚寒					五磨饮子、厚朴温中汤		
气滞	气滞热		越鞠丸				
	气滞寒				半夏厚朴汤		

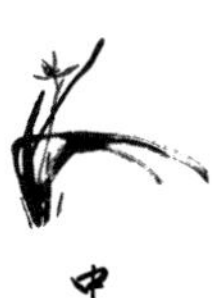

续表

湿水饮痰*食积	（痰）湿热	痰热		黄连温胆汤				
		湿热		枳实导滞丸连朴饮、三仁汤、甘露消毒丹				
	寒湿（痰）	痰湿				保和丸、二陈平胃散、半夏厚朴汤、枳术丸、香砂六君子汤、异功散、参苓白术散、导痰汤、香苏散、香苏葱豉汤、藿香正气散		
		寒湿				实脾散		
	食积			枳实导滞丸		保和丸		
血瘀	血瘀热							
	血瘀寒							
实热				泻心汤、左金丸、越鞠丸、大承气汤、小承气汤、增液承气汤、厚朴七物汤、大柴胡汤				
实寒								
表证	表实		香苏散、香苏葱豉汤、藿香正气散					
	表虚		厚朴七物汤					

续表

半表半里	实热			大柴胡汤			
	虚寒						枳实消痞丸、半夏泻心汤、生姜泻心汤、甘草泻心汤、柴胡桂枝干姜汤、黄连汤

医案 1

徐某，男性，42 岁，军人，病历号：36479。

病程较久，1958 年 8 月起，食欲不振，疲乏无力，大便日 2～4次，呈稀糊状，腹胀多矢气，曾在长春某医院诊断为慢性肝炎，治疗 10 个月出院。此后因病情反复发作，5 年中先后 4 次住院，每次均有明显之肠胃症状。1964 年 3 月住入本院，8 月 7 日会诊，经治医师谓：肝功能谷丙转氨酶略高，150～180 之间，其他项目均在正常范围内，唯消化道症状，8 个月来多次应用表飞鸣、胃舒平、消胀灵、薄荷脑、次碳酸铋、黄连素、酵母片、四环素等健胃、消胀、止泻与制菌剂治疗，终未收效；现仍食欲不振，口微苦，食已胃脘满闷腹胀，干噫食臭，午后脘部胀甚，矢气不畅，甚则烦闷懒言，大便溏，日 2～4 次，多至 5 次，无腹痛及下坠感，精神疲惫，不欲出屋活动，睡眠不佳，每夜 3～4 小时，少至 2 小时，肝区时痛，望其体形矮胖，舌苔白润微黄，脉沉而有力，右关略虚。

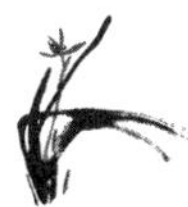

此为寒热夹杂、阴阳失调、升降失常的慢性胃肠功能失调

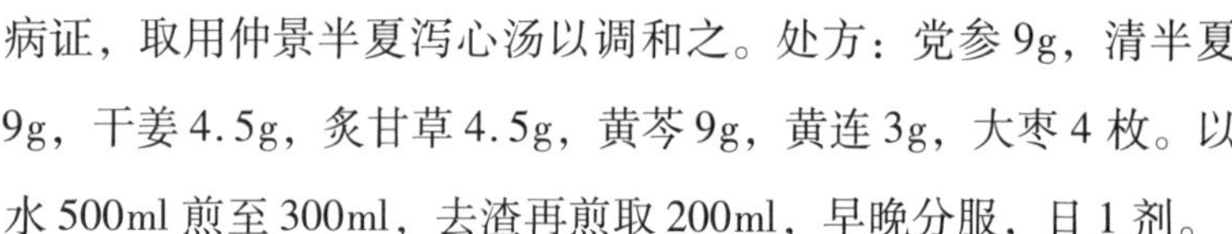

病证，取用仲景半夏泻心汤以调和之。处方：党参9g，清半夏9g，干姜4.5g，炙甘草4.5g，黄芩9g，黄连3g，大枣4枚。以水500ml煎至300ml，去渣再煎取200ml，早晚分服，日1剂。

药后诸症逐渐减轻，服至40余剂时，患者自作总结云：月余在五个方面均有明显改善，食欲增进，食已脘中胀闷未作，腹胀有时只轻微发作，此其一；精力较前充沛，喜欢到院中散步或做些其他活动，时间略长也不感疲劳，此其二；大便基本上一日一次，成形，消化较好，大便时能随之排出多量气体，甚畅快，此其三；肝区疼痛基本消失，有时虽微微发作，但少时即逝，此其四；睡眠增加，夜间可5～6小时，中午亦可睡半小时许，此其五。多年久病，功效有进展。后因晚间入睡不快，转服养心安神之剂。

1965年2月5日再次就诊时，前症复作，处半夏泻心汤，10余剂后，效验不著，改服附子理中汤。7剂后，诸症不唯不减，反心下胀闷加剧，大便次数增多，复又用半夏泻心汤加茯苓，20余剂后获得显效。后来大便不实、次数多及心下痞满，虽有因饮食或其他原因，时有反复，而在服用甘草泻心汤、半夏泻心汤的调理下，逐渐疗效巩固，于11月份出院。

按语：本病例为一肝炎所致的肠胃功能失调，此次住院以来，虽曾反复而且较长时间地应用西药治疗，均未获得满意效果。中药治疗后，短期内症状即基本消失，反映中药对调整肠胃机能有一定作用，唯诊断治疗必须丝丝入扣。前期措施可谓得当，后期之治，初服泻心10余剂不效，认为以往长期应用芩、连之苦寒，阳明之邪热已清，唯余太阴虚寒，忽略了心下属胃，与口苦胀闷为胃邪犹在之征，迳用附子理中，适助其热，致病情加剧，后改泻心，又奏卓效。二方之治，一在脾，一在胃，一在温中补虚，一在和解寒热，应用时当注意。(《岳美中医学文集》)

医案2

一女性患者，1974年3月来诊。其母告云：患者身染沉疴四载，百药服尽，如石沉海。家资费用殆尽，患者病势日沉，月来气息奄奄，旬日多次生命垂危。今闻某奇难杂证多有验，特再延请救治，以竭心力。余乃诊视之，患者木然躺卧于车，骨瘦嶙峋，面容枯槁，毛发焦燥，语声低微，謇涩难言，两目黯黑，肌肤甲错。询问虽能答对，但断续低微。悉知：二便不通，夜难成寐，饮食甚少，口不渴饮，无寒热，不出汗。月经闭止3年。诊脉细弱而涩，因半年来渐渐口难开启，牙齿紧涩难开，而今舌诊只可见少许红燥舌尖。视其腹，形如抱瓮，大如临产妇，按压坚硬如石，青筋暴露，肚脐微凸，自觉腹满。

以上病症，为生平仅见。患者家属求治心切，欲辞不得。因思仲景有言，“腹不满，其人言我满，为有瘀血”，“少腹满，应小便不利，今反利者，为有血也，当下之”，“内有干血，肌肤甲错，两目黯黑”。参合所见，“血瘀”之证谛矣，病当属“血鼓”。舍攻下瘀血一法，何以救治！因而认定外无寒热，内有瘀血，大实之证，不攻何待！

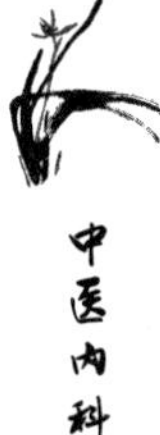

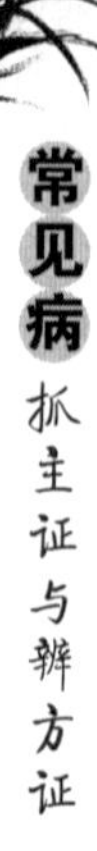

遂急欲书攻下瘀血之方，方书一半，又感踌躇。索思目下患者口不能张，药食难进。药不能进，何以言攻？谷食不入，下气安复？猛攻峻下不仅无益，反将偾事。停笔反复思寻，细审其口难张开，乃阳明之经“夹口，贯颊”，“主润宗筋，束骨而利机关”，瘀血内阻，阳明络虚，致牙关涩闭难启，此“大实有羸状”中之羸象也。因思今不扶其羸，何以攻其实？迳直攻下，未免有失轻重缓急之辨。

当此，标本兼顾，方为善策，乃另疏通补阳明兼化痰通络、活血化瘀之方试服。药用：人参、黄芪、当归、怀山药、丹参、赤芍、僵蚕、全蝎、地龙、白芷、柏子仁、半夏、化橘红、桑叶等。人参、黄芪因其性补，唯恐犯实实之戒，只敢用三钱(9g)，药服一剂，尚属相投，患者神力稍增，口较前略张大。又思方中人参、黄芪服后不仅不致热，神力反见增加，不妨加大人参、黄芪用量，“气行则血行”，遂放胆将人参、黄芪加为30g，果然效验倍增，药仅4剂，患者竟可张口吃饭，并能自行起坐，食量增加，而血鼓之证依然。用仿王清任三逐瘀汤之意改方为柴胡、香附、枳壳、郁金、当归、川芎、赤芍、红花、桃仁、醋三棱、醋莪术、肉桂等，仍加人参、黄芪各30g辅之。

试服一剂，腹中雷然鸣响，绞搅难支，移时泻下絮状黑色腥秽败物甚多，自觉腹中松动，腹围缩小，腹壁略软，精神不减，反而饮食增加，可以下床勉强走动，只起立时头目稍感晕眩，脉略见滑，滞涩之象渐减。于此可见，扶羸利于攻实，攻实有助扶羸，“大实有羸状”之训诚然可信矣。遂恪守效方，或益人参、黄芪之量，或加五灵脂、土鳖虫、大黄、土牛膝、丹参之类，以增其攻下之力。

依其脉症，灵活加减，守服3个月，进药四十余剂，泻下不计数。8月初，患者的血鼓竟得消除，唯月经仍不行，嘱其继服大黄䗪虫丸。服至年底计进43盒，月经来潮，病告痊愈。此时患者形体丰腴，脸色红润，已能参加重体力劳动，与病时判若两人，随访至今，康健如常，村人因此传为佳话。（《长江医话》）

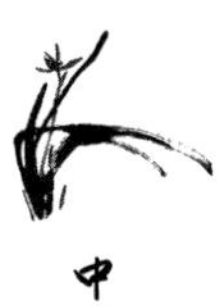

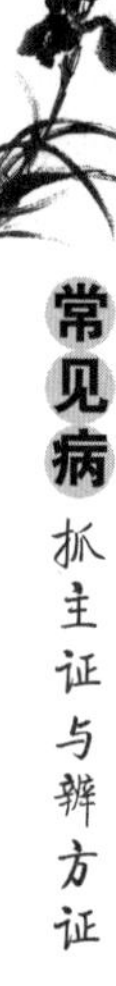

11. 呕吐

		太阳病	阳明病	少阳病	太阴病	少阴病	厥阴病
气虚	气虚热						
	气虚寒				香砂六君子汤、旋覆代赭汤		
津虚	津虚热		麦门冬汤、竹叶石膏汤				
	津虚寒						
血虚	血虚热						
	血虚寒						
虚热			麦门冬汤				
虚寒					理中丸、附子理中丸、大建中汤、吴茱萸汤、当归四逆加吴茱萸生姜汤		
气滞	气滞热		越鞠丸				
	气滞寒				香砂六君子汤		

续表

湿水饮痰*食积	湿热（痰）	痰热						
		湿热		达原饮、茵陈蒿汤、连朴饮				
	寒湿（痰）	痰湿				藿香正气散、保和丸、竹茹汤、小半夏汤、苓桂术甘汤、温胆汤、半夏厚朴汤、四七汤、旋覆代赭汤、大半夏汤、平胃散、二陈汤、半夏白术天麻汤、七味白术散		
		寒湿						
	食积					保和丸		
血瘀	血瘀热							
	血瘀寒							
实热				小承气汤、左金丸、越鞠丸、竹叶石膏汤、大柴胡汤、蒿芩清胆汤				
实寒								
表证	表实		藿香正气散					
	表虚		七味白术散					

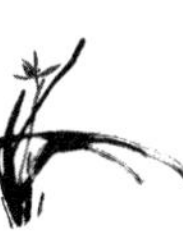

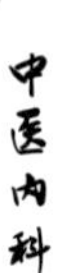

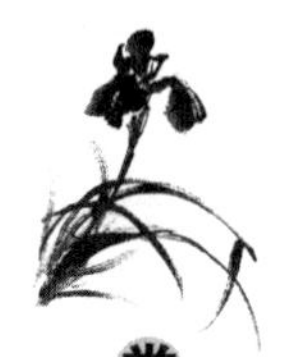

续表

半表半里	实热			小柴胡汤、大柴胡汤、蒿芩清胆汤			
	虚寒						半夏泻心汤、生姜泻心汤、黄连汤、乌梅丸

医案 1

宋某，女，19 岁。呕吐年余，加重 4 个月。初起为饮后即吐，未引起注意，后日渐消瘦，腹胀，曾在外地治疗年余未见好转。来诊时症见：面色㿠白，腹胀，饮后呕吐，舌质淡，苔薄白，脉象缓中带弦。

诊为呕吐证，属中焦虚寒，取温中散寒之理中汤合吴茱萸汤。上方服 3 剂，诸症依然，并有加重趋势。再辨为胃虚气逆，治拟益气降逆和胃，取旋覆代赭汤。取药 3 剂后，诸症同前，呕吐更甚。

详细追问病史，患者呕吐迁延已年余，曾多方求医，查其病历，或以中焦脾胃，或以胃阴不足，或以胃气上逆，或以肝胃不和论治，皆从中焦脾胃，何以不效？细辨其证，患者为食后即吐，腹胀以小腹为甚，其症状于月经期及月经前后加重，且月经量少，色暗。乃考虑到此证与血有关，系经行不畅，血气上逆于胃，致胃气不和而呕吐。

故三诊辨证为气血瘀滞，夹胃气上逆。治以养血活血祛瘀，佐以和胃降逆，取桃红四物汤加味。上方服 3 剂后，症轻，药

已中的，效方不更，共服药 15 剂，诸症悉除，经色正常。半年后随访，未见复发。(《医林误案》)

医案 2

余曾治一杨姓少女，患食入即吐证，已 9 个月余，多方求治无效。经西医检查未见器质性病变，诊为“神经性呕吐”。其症状除饮食即吐外，伴有大便干燥，体弱神疲，脉沉弦细，舌苔薄黄，其他无所苦。

初用降逆止呕药无效，遂考虑用大黄甘草汤治之。但又虑其久病体弱，恐伤其正，因而有所踌躇。后思之，《内经》云：“有故无殒亦无殒也”，遂迳投此方，竟一剂而愈。

又治一老妪，患食入即吐二十余日，经治疗无效前来就医。因年事已高，恐有癌变，经有关检查无器质性病变。其症状除食入即吐外，别无不适，二便正常，脉象沉弦，舌质正常无苔。

经投大黄甘草汤治之，取药两剂，嘱其若一剂瘥，停后服。5 日后其家属来云服一剂而吐止，未再复发。

用大黄甘草汤治疗食入即吐证，诸家皆以热论之。余临证多年，治愈此证甚多，其中伴有便秘、脉数、苔黄等热象者有之，体弱、便可、无苔、脉沉弦细无热象者亦有之，然皆投此方而愈。由是观之，本病不独因热。胃热能致吐，胃实亦能致吐。热者性急而上冲，不能容食，故食入即吐；胃实者腑气不通，拒纳水谷，饮食入后亦可即吐。故此，余认为食入即吐者，因于热，亦可因于实。

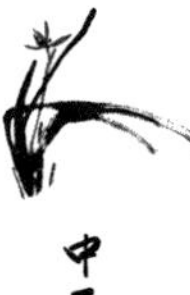

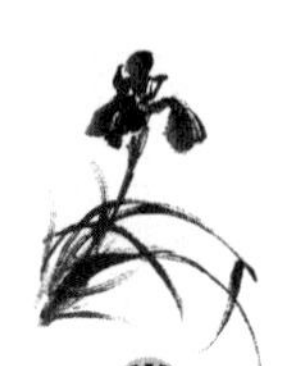

再以方测之，大黄气味苦寒，能推陈致新，通利水谷，调中化食，安和五脏，故以为君荡其实或泄其热。臣以甘草缓其中，使清升浊降，胃气顺而不逆，使热者可清，实者可泄，不治吐而吐自止矣。故临床实践验之，不拘热象有无，只要症状为“食入即吐”者，即可用大黄甘草汤治之，必立见效。(《北方医话》)

12. 呃逆

		太阳病	阳明病	少阳病	太阴病	少阴病	厥阴病
气虚	气虚热						
	气虚寒				旋覆代赭汤、补中益气汤、丁香柿蒂汤		
津虚	津虚热		竹叶石膏汤、益胃汤、橘皮竹茹汤				
	津虚寒						
血虚	血虚热						
	血虚寒						
虚热			益胃汤、橘皮竹茹汤、麦门冬汤				
虚寒					丁香散、五磨饮子、理中丸		
气滞	气滞热						
	气滞寒				五磨饮子		

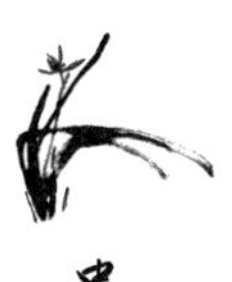

续表

湿水饮痰*食积	（痰）湿热	痰热						
		湿热						
	寒湿（痰）	痰湿				二陈汤、六君子汤、香砂六君子汤、小半夏汤、导痰汤、温胆汤、保和丸、藿香正气散		
		寒湿						
	食积					保和丸		
血瘀	血瘀热			血府逐瘀汤				
	血瘀寒							
实热				竹叶石膏汤、小承气汤、凉膈散、越鞠丸、蒿芩清胆汤				
实寒								
表证	表实		藿香正气散		蒿芩清胆汤			
	表虚							
半表半里	实热							
	虚寒							

医案1

王某，男，29岁，因患结核性胸膜炎、胸腔积液，经西医治疗病情好转，唯呃逆频作，愈见加重，应邀会诊，为疏二陈汤加旋覆花、代赭石、丁香。经服5剂，患者呃逆依然。询知病人呃逆已近1年，前后服中药不下60余剂无效，出示药方，类皆旋覆代赭汤、橘皮竹茹汤、丁香柿蒂汤等，无非理气降逆，且方中杂以全蝎、蜈蚣等所谓“解痉药”。

因思既已屡经通降，不便复蹈故辙。察知病人有舌淡苔少、脉细寸沉、纳呆肢困等症。遂萌起用补中益气汤的念头，但深惧呃逆之“逆”，不敢尽用升补，只在首诊原处方中加黄芪，并加服补中益气丸以探消息。结果 5 日后患者呃逆见减，于是放胆予补中益气汤加味，药用：黄芪 30g，党参、白术各 15g，陈皮 6g，升麻、柴胡各 4. 5g，当归、桔梗各 9g，甘草 6g，川芎 3g。服至 10 余剂后，患者呃逆基本消失，复以补中益气丸善后而愈，追访半年未见复发。

按语：呃逆为气逆动膈的症状，治用补中益气，为升举之法，是“升法”因“升病”而施，即升因升用。仅就此谈几点体会：首先，凡呃逆、头痛、咽痛、发热、咳喘等病证，当其直接病机（直接引起该病证之病机）与根本病机（引起直接病机之上级病机）的气机趋向相反时，可用升因升用法。其次，当上述病证病史较长，屡投潜降而不效者，虽无明显脾虚气弱脉证，亦可使用本法。第三，使用补中益气汤重用黄芪，而不必因求全而杂以他药，以免扰乱药物阵营。第四，摒弃中西两法不恰当对比的某些成见，以解放辨证论治的手脚。注意此四点，则用升因升用法不难。（《北方医话》）

医案 2

某女，28 岁，结婚 5 年不孕。盼子心切，求某医诊治，服

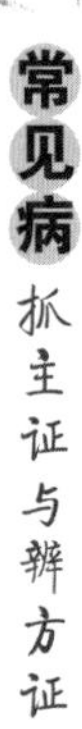

其自制丸药，致呃逆症，来济宁市立医院求治。先是在内科以西药治疗3天罔效，后转中医科由我试治。那时我学医2年，自觉满腹经纶，对于本病，蛮有几分把握。观患者呃逆频作，言语常被呃逆所阻梗，望、闻、问、切粗过，便处汤药，予旋覆代赭汤。自思当有桴鼓之效，期待佳音。孰知汤进2剂，全然无效，呃呃作声，众闻不忍，时自思方用无误，唯是量小，遂加旋覆花、代赭石之量继服之。又进1剂，复不见效，方悟幼稚识浅。

翌日，适母校李少川老师来探视我们实习，就餐之时，邀李老师明晨会诊。李老师诊毕，闻得患者所服丸药，内含巴豆、硫磺、砒霜，便断言：此三药乃大辛、大热、大毒之品，易耗胃阴，伤胃气。不滋其胃阴，难以敛其逾越之阳；不益其胃气，难以固其根本。前方之所以不效，即在此也，当以麦门冬汤加味处之。方曰：麦冬60g，半夏12g，党参15g，沙参15g，石斛12g，白术12g，防风12g，甘草12g，2剂，水煎服。余询曰："防风何用？"师答："与甘草解砒霜、巴豆之毒也。"2剂服后，患者欣然而来，寂无呃逆，一无愁容苦貌，神效如此。思之，全赖"谨守病机"、"治病求本"之故也。(《黄河医话》)

13. 腹痛

		太阳病	阳明病	少阳病	太阴病	少阴病	厥阴病
气虚	气虚热						
	气虚寒				痛泻要方、补中益气汤		
津虚	津虚热						
	津虚寒						
血虚	血虚热						
	血虚寒						
虚热							
虚寒					通脉四逆汤、良附丸、正气天香散、暖肝煎、乌头桂枝汤、附子粳米汤、小建中汤、大建中汤、附子理中汤、少腹逐瘀汤、天台乌药散、膈下逐瘀汤、当归四逆汤、黄芪建中汤、理中丸、当归建中汤、四黄汤、厚朴温中汤、香薷散、桂枝人参汤		

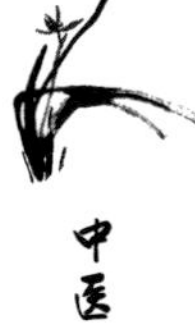

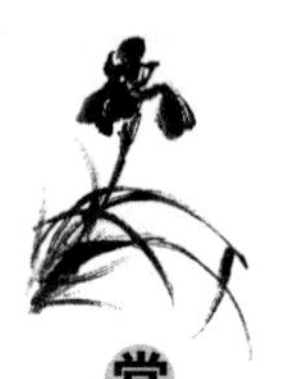

续表

气滞	气滞热				枳实芍药散			
气滞	气滞寒					正气天香散、暖肝煎、天台乌药散		
湿水饮痰*食积	(痰)湿热	痰热						
湿水饮痰*食积	(痰)湿热	湿热		枳实导滞丸、芍药汤、香连丸、黄芩汤、白头翁汤				
湿水饮痰*食积	寒湿(痰)	痰湿				保和丸		
湿水饮痰*食积	寒湿(痰)	寒湿						
湿水饮痰*食积	食积					保和丸		
血瘀	血瘀热			下瘀血汤、大黄䗪虫丸、膈下逐瘀汤、失笑散		桃核承气汤		
血瘀	血瘀寒					少腹逐瘀汤、膈下逐瘀汤		
实热				大柴胡汤、桃核承气汤、大承气汤、小承气汤、调胃承气汤、下瘀血汤、大黄䗪虫丸				
实寒						大黄附子汤、温脾汤		

续表

表证	表实	香薷散					
	表虚	乌头桂枝汤、桂枝人参汤					
半表半里	实热			大柴胡汤			
	虚寒						乌梅汤、黄连汤

医案 1

宁波张义乾，秋患湿热症，发热十余日不解，大肉尽脱，肌肤甲错，右脚不能伸动，小腹右旁突起一块，大如拳，倍极疼痛，大便已十四五日未解，延医治之，皆谓肠内生痈，伊亲胡宝翁乃商治于余。

余谓肠痈胀急，《金匮》以败酱草主治，今此草罕有。伊于第三日觅得，乃问余服法。余曰：果尔，须同去诊视，瞑眩之药，岂堪悬拟。因同至张家，见张倚于床褥，张目摇头，病苦万状，面色青惨而枯，脉极坚实，沉部如弹石，尺愈有力，时或一快。余曰：此非肠痈也。肠痈脉洪实为脓已成，脉弦紧为脓未成。今浮部不洪数而沉部实大，腹筋突起，目有赤缕，乃湿热之结于阳明，腹旁之块，乃燥屎之积聚也。但得大便一通，块即消散，而腹亦不痛矣。

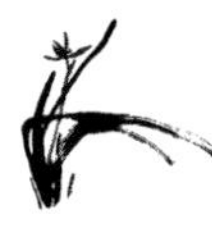

病者闻之曰：曾与前医商议下法，医云人已虚极，岂可妄下。余思胀疼不下，病何由除？今先生为我用下法，死且不怨。余遂书大承气汤，大黄 15g，芒硝 9g。旁视者惶惶未决。余曰：不下必死，下之或可望生。于是煎成置于几上，病人力疾起坐，

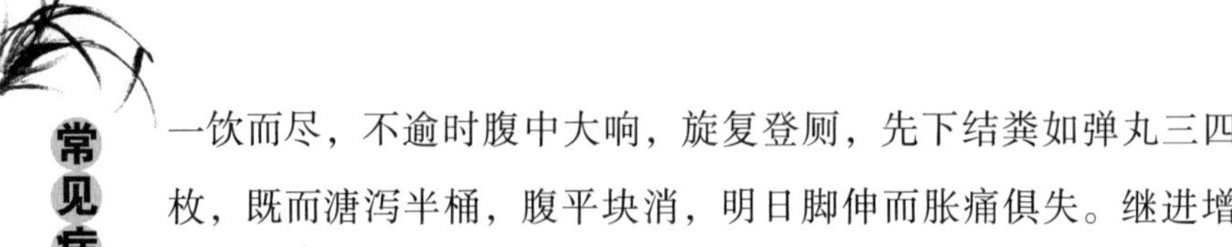

一饮而尽，不逾时腹中大响，旋复登厕，先下结粪如弹丸三四枚，既而溏泻半桶，腹平块消，明日脚伸而胀痛俱失。继进增液汤 2 剂而热亦退；再与益胃汤法，胃纳渐旺，津液渐濡。

病者欲食羊肉，以问近地之医士，云病后胃气当复，羊肉最能补胃，由是病者坦然无疑，恣意饱餐，次日身又发热，舌苔又厚浊，而脉又数，复来召余。余曰：湿热症初愈，以慎口味为第一要务，何如是之蒙昧耶？乃与平胃散加神曲、焦山楂、谷芽，而分量递减，以胃气久虚，不任消耗之故也。果服 2 剂而安。

按：是症初则失于清解；至热已日久，津液枯涸，胃土燥烈，而犹日服运气之药，愈益其燥；迨至结粪或块，腹旁突起，筋脉不能濡润而脚挛急，医又误认为缩脚肠痈，设或误投以败酱散，攻伐无过之血分，又将何如耶？士君子涉猎医书，大忌悬议开方，药不对症，生死反掌，可不慎哉！（《清代名医医话精华·许珊林》）

医案 2

余于临床时，曾治疗一患者。半月前突然出现腹部剧痛，来我院内科检查，发现双下肢布满鲜红色出血点，以“过敏性紫癜”收住院治疗。静脉点滴氢化可的松，患者每天均有疼痛发作，用阿托品及镇痛药物都无效果，必须肌注哌替啶疼痛才能缓解，连续治疗十余天，因恐长期用杜冷丁成瘾，请中医会诊。据检查：患者疼痛难忍，坐卧不宁，两手轻按于腹，上身不停晃动，舌质暗红，舌边有瘀斑无苔，脉象弦而有力，腹部拒按，有肌紧张，无反跳痛，两下肢布满鲜红色和紫暗色出血点。

余认为此乃瘀血阻于脉络，血流不畅溢于脉外，停于皮下则见肌衄，血蓄于腹，脉络不通，不通则痛，因而出现剧烈腹痛，舌质紫暗、脉弦有力均为血瘀之象。中医诊断：肌衄、腹痛（血瘀）。治则：祛瘀止血定痛，方以失笑散加味：蒲黄15g，五灵脂15g，当归15g，桃仁15g，茜草15g，丹参15g，川芎15g，土鳖虫15g，白芍25g，藕节15g，水煎服。配用三七粉5g，每日3次。连服3剂，患者腹痛明显好转，又服3剂腹痛消失。改用蒲黄15g，五灵脂15g，党参15g，白术15g，茯苓15g，水煎服，连服两周，患者现未出现腹痛。

按语：本病的辨证为瘀血腹痛，是由于血瘀络脉，血液旁溢于外，停于腹中所造成，所以以血瘀为本，出血、疼痛为标，瘀散血止疼痛自然消矣。其次，在治疗上应选用既能活血，又能止血的药物，如蒲黄、五灵脂、茜草、三七等，不要选用单纯活血或活血力量很强的药物，以防出血过多或出血不止。也不要选用单纯止血或固涩止血的药物，以防瘀血加重。（《北方医话》）

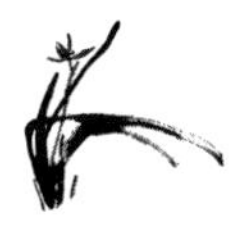

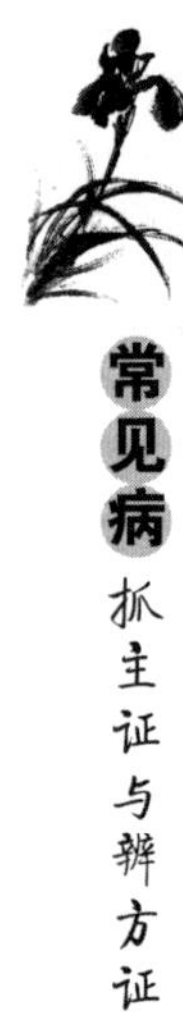

14. 泄泻

		太阳病	阳明病	少阳病	太阴病	少阴病	厥阴病
气虚	气虚热						
	气虚寒				痛泻要方、四君子汤、异功散、六君子汤、参苓白术散、补中益气汤、七味白术散、升阳益胃汤		
津虚	津虚热						
	津虚寒						
血虚	血虚热						
	血虚寒						
虚热							
虚寒					理中丸、附子理中丸、吴茱萸汤、四逆加人参汤、真人养脏汤、四神丸、黄土汤、桃花汤		
气滞	气滞热						
	气滞寒				健脾丸、实脾散、藿香正气散		

续表

湿水饮痰*食积	（痰）湿热	痰热						
		湿热		香连丸、甘露消毒丹、连朴饮、枳实导滞丸、葛根芩连汤、黄芩汤				
	寒湿（痰）	痰湿				参苓白术散、平胃散、胃苓汤、保和丸、健脾丸、实脾散、藿香正气散、五苓散		
		寒湿						
	食积			枳实导滞丸		保和丸、健脾丸		
血瘀	血瘀热							
	血瘀寒							
实热				大承气汤、黄连解毒汤				
实寒								
表证	表实		不换金正气散、藿香正气散					
	表虚		葛根芩连汤、七味白术散、升阳益胃汤、五苓散					

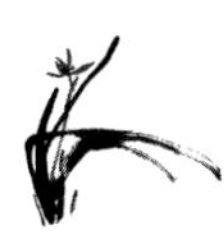

续表

半表半里	实热						
	虚寒						半夏泻心汤、生姜泻心汤、甘草泻心汤、黄连汤、乌梅丸、柴胡桂枝干姜汤

医案 1

张某，男，33 岁，北京人。腹泻腹痛有月余，经用卡那霉素等西药治疗，也服过理中汤、保和丸等中药治疗，未见减轻。刻下：腹部胀满疼痛，痛则欲泻，泻则痛减，每日泻下便溏 7～8 次，大便中带有黏液，有时反酸，恶心。舌淡红，苔薄腻，脉弦见于右关。

本案泄泻为肝强脾弱，木旺乘土。其辨证眼目有二：一是痛泻并见，吴昆《医方考》云："泻责之脾，痛责之肝；肝责之实，脾责之虚。脾虚肝郁，故令痛泻。"二是脉弦见于右关，右关候脾，弦为肝气太过，肝实乘脾，故脾部反见肝脉。其治疗理应抑木扶土，首选痛泻要方。

方中重用白芍酸敛阴柔，以平肝之横逆；陈皮理肝气，醒脾胃，和中焦；防风既疏达肝木之气，又有风胜湿、升清阳之义；白术燥湿健脾以扶中土。四药共奏调脾以止痛泻之功。本方为《景岳全书》引《刘草窗方》，原名"白术芍药散"，因张氏称之为"治痛泻要方"，遂有"痛泻要方"之名。

处方：陈皮 10g，白芍 30g，防风 10g，白术 12g。药服三

剂，痛泻减其大半，续服三剂而愈。(《刘渡舟验案精选》)

医案 2

患儿杨燕波，女，3 岁。于 1975 年 2 月初，因食蒸红薯过量，傍晚遂腹痛不止，经当地医疗站治疗不效，送往县医院，服驱虫药后，腹痛虽止，乃致腹泻，进而发热，叠进针药无效。后转院，诊为：①腹膜结核？②肠结核？住院两月余，每日泄泻不止，身热不退，竟至形瘦如柴，面色萎黄，虚惫已极，气息奄奄，几经病危，料难治愈。家属虑其儿殁于异地，诸多不便，遂决意出院返家待毙。途中幸未气绝，乃邀余诊视。

4 月 19 日夜 11 时诊：患儿露睛偃卧，毛发枯焦，面无血色，两眼上翻，目睛不转，啼不成声，神情烦躁，身热（体温 38.9℃）无汗，呼之只能微睁大眼为应，当日泄泻仍二十余次，粪色黄，气腥，略能进流汁饮食，脉细微略数，舌淡，苔薄白。腹壁紧缩不硬，触按时略呈痛苦貌，呼吸微弱，心音低微，律齐。

综观脉症，虚象毕露，诊为脾肾虚寒，表邪外郁。当即疏桂附理中汤 1 剂予服，因有表邪，肉桂改为桂枝，满以为药到病退。

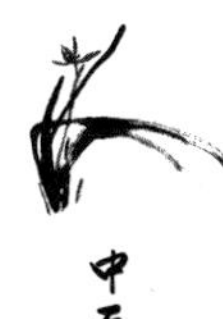

次日诊视，患儿仍泄泻不止，身热不退，反增躁烦，遂感棘手，意欲婉言告退，奈患儿之父执意苦求设法一救，用心思索“至虚有盛候”之训，良久始悟，不禁赧然面赤，心中自责昨夜之非。

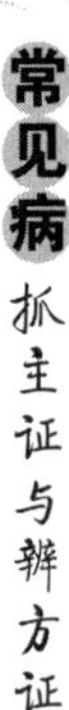

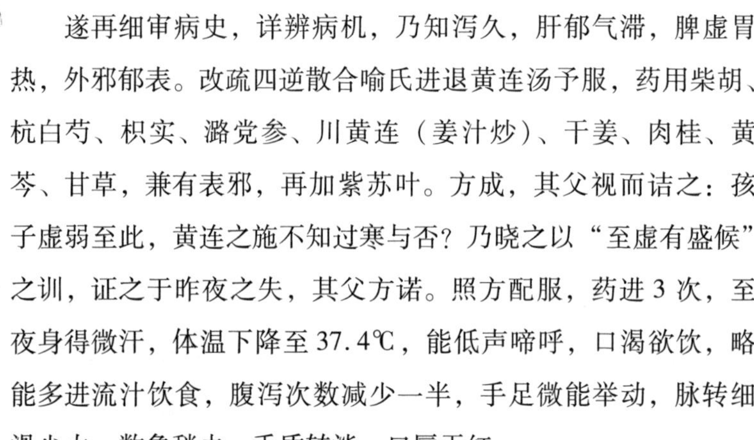

遂再细审病史，详辨病机，乃知泻久，肝郁气滞，脾虚胃热，外邪郁表。改疏四逆散合喻氏进退黄连汤予服，药用柴胡、杭白芍、枳实、潞党参、川黄连（姜汁炒）、干姜、肉桂、黄芩、甘草，兼有表邪，再加紫苏叶。方成，其父视而诘之：孩子虚弱至此，黄连之施不知过寒与否？乃晓之以“至虚有盛候”之训，证之于昨夜之失，其父方诺。照方配服，药进 3 次，至夜身得微汗，体温下降至 37.4℃，能低声啼呼，口渴欲饮，略能多进流汁饮食，腹泻次数减少一半，手足微能举动，脉转细滑少力，数象稍去，舌质转淡，口唇干红。

再按原方服 1 剂，患儿体和食增。唯腹泻不止，改投驻车丸合真人养脏汤加减：人参、山药、煨诃子、煨肉豆蔻、阿胶、木香、炮姜、泽泻、炒杭白芍、五味子、酒炒川黄连、生黄芪、炒白术、罂粟壳、甘草，另有红参 5g 煎水，山药 25g 研细，用红参水煮山药粉为糊食疗 1 剂，腹泻减至每日四五次，体温正常，神力更增，食量增加。遂守原方，以附片、乌梅、赤石脂之类随症加减。患儿接服 6 剂，腹泻方止，继以香砂六君子汤、右归饮加减善后乃安。(《长江医话》)

15. 痢疾

			太阳病	阳明病	少阳病	太阴病	少阴病	厥阴病
气虚	气虚热							
气虚	气虚寒					补中益气汤		
津虚	津虚热							
津虚	津虚寒							
血虚	血虚热							
血虚	血虚寒							
虚热								
虚寒						桃花汤、真人养脏汤、四神丸、附子理中丸		
气滞	气滞热							
气滞	气滞寒							
湿水饮痰*食积	（痰）湿热	痰热		黄连温胆汤、滚痰丸				
湿水饮痰*食积	（痰）湿热	湿热		芍药汤、枳实导滞丸、葛根芩连汤、白头翁汤、黄连阿胶汤、香连丸、木香槟榔丸				
湿水饮痰*食积	寒湿（痰）	痰湿				荆防败毒散、不换金正气散、藿香正气散、胃苓汤		
湿水饮痰*食积	寒湿（痰）	寒湿						
湿水饮痰*食积	食积							

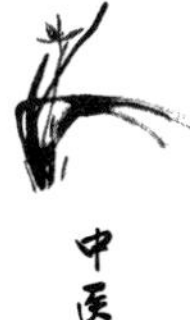

续表

血瘀	血瘀热						
	血瘀寒						
实热			大承气汤				
实寒					温脾汤		
表证	表实	荆防败毒散、不换金正气散、藿香正气散					
	表虚	葛根芩连汤					
半表半里	实热			龙胆泻肝汤			
	虚寒						驻车丸、连理汤、乌梅丸

医案 1

姜某，男，17 岁。入夏以来腹痛下利，一日六七次，后重努责，下利急而又排便不出，再三努挣，仅屙少许红液。口渴思饮，舌苔黄腻，六脉弦滑而数。

本案当为热性痢疾，又称“滞下”。《内经》谓之“肠澼”，《伤寒论》称为“热利”。夫热性急而湿性缓，故有暴注下迫而又后重难通之状，这是湿热下利的一个主要特征。《素问·至真要大论》所谓“诸呕吐酸，暴注下迫，皆属于热”也。湿热郁滞，腐血伤肠，损伤脉络，则下脓血，或见红色黏液。本案辨证当抓住两个主症：一是下利时里急后重；二是伴有口渴欲饮。

故用白头翁汤加减治疗，陈修园说：“病缘热利时思水，下重难通此方珍。”本方既能清热燥湿，又能凉血清肝，临床上用治阿米巴痢疾效果理想。对湿热内蕴之下利，服之即效。如果湿热下利兼有阴血虚者，可加阿胶、甘草滋阴缓中。

处方：白头翁12g，黄连9g，黄柏9g，秦皮9g，滑石15g，白芍12g，枳壳6g，桔梗6g。

结果：服两剂，大便次数减少，又服两剂，红色黏液不见，病愈。(《刘渡舟验案精选》)

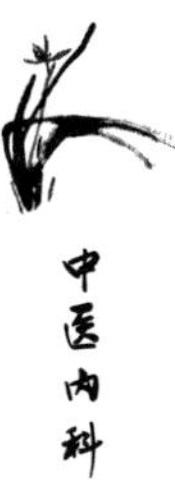

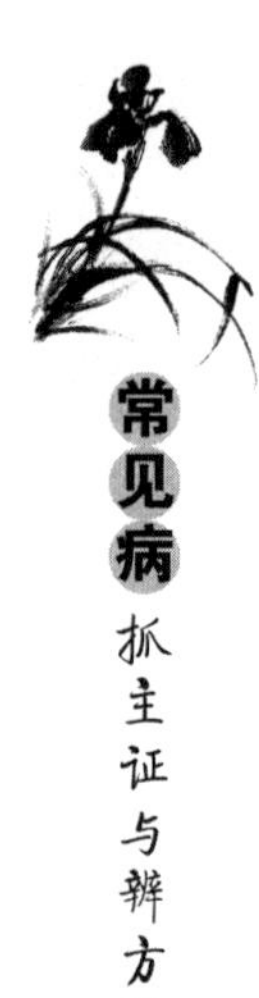

16. 便秘

			太阳病	阳明病	少阳病	太阴病	少阴病	厥阴病
气虚	气虚热							
	气虚寒					黄芪汤、黄龙汤		
津虚	津虚热			增液汤、当归六黄汤、增液承气汤、益胃汤				
	津虚寒					麻子仁丸、五仁丸		
血虚	血虚热							
	血虚寒					润肠丸		
虚热				增液汤、益胃汤				
虚寒						济川煎		
气滞	气滞热			六磨汤、复方大承气汤、木香槟榔丸				
	气滞寒					济川煎		
湿水饮痰*食积	(痰)湿热	痰热		滚痰丸				
		湿热		当归龙荟丸、茵陈蒿汤、枳实导滞丸、木香槟榔丸				
	寒湿(痰)	痰湿						
		寒湿						
	食积			枳实导滞丸				

续表

血瘀	血瘀热		大黄牡丹汤、桃核承气汤、下瘀血汤、大黄䗪虫丸、复元活血汤				
	血瘀寒						
实热			麻子仁丸、六磨汤、黄芪汤、润肠丸、大承气汤、小承气汤、调胃承气汤、泻心汤、凉膈散、泻青丸、当归六黄汤、增液承气汤、大黄牡丹汤、桃核承气汤、下瘀血汤、大黄䗪虫丸、复元活血汤、厚朴七物汤、大柴胡汤、黄龙汤				
实寒					温脾汤、半硫丸		
表证	表实						
	表虚	厚朴七物汤					
半表半里	实热			大柴胡汤			
	虚寒						

医案 1

王某，男，76 岁。自述已 6 天未排大便。现面色无华，神

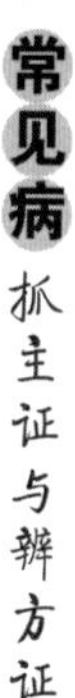

疲肢倦，言语气短无力，舌淡红，苔薄白，舌底系带瘀阻，脉沉滑。

诊为脾约证，投开郁润肠通便之剂。翌日患者来诉：“服药后无大便。”以为病重药轻，遂于原方中加芒硝20g，投药1剂。

三日后病人来诊讲道：“服药后大便1次，粪便稀薄，腹痛难忍，四肢发凉，气短加重，一阵阵头眩欲仆地，近两日无大便。”患者面色晦暗，形体悴弱，气短懒言。

仔细询问，始知便秘已3年之久，每三四天大便一次，重时用果导片方可缓解。病人大便并不干硬，时有便意，临厕无力排出，便后汗出。平素头晕，气怯声低，小便清长，喜热怕凉，舌质嫩、苔薄白，舌底系带明显瘀阻，脉沉滑无力，乃下元衰弱、肾阳不足、脾肺气虚所致。药用阴寒之品，阳气潜下，清阳不升，浊阴上犯，虽便一次，为逆水行舟，强行荡涤而下，并招致诸症蜂拥而来，当属虚秘，应投壮阳滋肾益气之品。药用黄芪汤、济川煎加减。

次日患者高兴来告，药后大便已下，眩晕已减，呼吸较前通畅，手足变暖，舌红苔白，舌底系带瘀阻减轻。药已中的，遵上方继服3剂，服后汗敛便下，诸症告愈。嘱常服金匮肾气丸调养善后。(《医林误案》)

医案2

王翁近六旬，于月余前偶感风寒，遂恶寒发热，四肢酸楚，咳嗽微喘，鼻流清涕，服“去痛片”后，微汗出，诸症悉除，唯轻咳不已，旋即大便燥结。曾服白蜜及“润汤片”之类，虽便秘稍有改善，但嗣后又复如故。观其面微红，苔黄，脉沉数。

余认为此乃燥热内结，伤津耗液，气滞不通，糟粕不行所致，法当养阴增液，泄热通便，拟用增液承气汤，以增水行舟。然在处方之时，念其年事已高，恐不胜攻伐，不敢遽用芒硝、大黄，仅仿其意而加以变通。其方为：麦冬20g，玄参25g，生地黄20g，郁李仁15g，火麻仁20g，当归15g，甘草3g。余自认为此方极为稳妥，祛邪而不伤正，通便而不伤津，实为万全之策，可药到病除。

然患者取药3剂，竟杳如黄鹤，六日不至。至八日，天刚破晓，王翁气喘吁吁而至，自言服上药后，排便1次，但仍干硬，其后则大便燥结益甚，今已三日未行。昨晚猝胸闷心烦，咳嗽甚剧，气喘频作，痰稠黏咯出不爽，致夜不能寐，口干微渴。查其脉沉略数，重按有力。真乃一波未平，一波又起。

此证为邪热蕴肺，肺失宣降所致。治以清肺降逆，止咳平喘。处方：生石膏30g，炙麻黄9g，炒杏仁9g，黄芩10g，地骨皮10g，桑白皮10g，大贝母10g，瓜蒌12g，紫苏子9g，沉香6g，甘草6g，取药3剂。3日后复诊，言其进药1剂，咳喘已衰其大半，解便1次，其便稍软；进药3剂，咳喘悉除，大便亦能畅而不燥。查其苔黄，脉仍带数象，知其余热未清。效不更方，再进前方两剂，以巩固疗效。（《北方医话》）

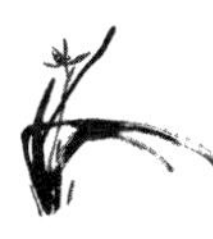

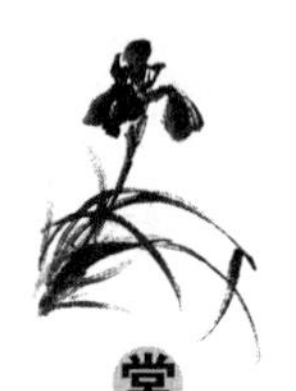

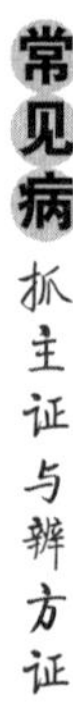

17. 胁痛

			太阳病	阳明病	少阳病	太阴病	少阴病	厥阴病
气虚	气虚热							
气虚	气虚寒							
津虚	津虚热							
津虚	津虚寒							
血虚	血虚热							
血虚	血虚寒							
虚热								
虚寒								
气滞	气滞热			柴胡疏肝散、逍遥散				
气滞	气滞寒							
湿水饮痰*食积	(痰)湿热	痰热		柴胡陷胸汤				
湿水饮痰*食积	(痰)湿热	湿热						
湿水饮痰*食积	寒湿(痰)	痰湿						
湿水饮痰*食积	寒湿(痰)	寒湿						
湿水饮痰*食积	食积							
血瘀	血瘀热			复元活血汤、旋覆花汤				
血瘀	血瘀寒							

续表

实热			龙胆泻肝汤、复元活血汤、左金丸、金铃子散、大柴胡汤、蒿芩清胆汤					
实寒					大黄附子汤			
表证	表实							
	表虚							
半表半里	实热			龙胆泻肝汤、小柴胡汤、大柴胡汤、蒿芩清胆汤、柴胡陷胸汤				
	虚寒							乌梅丸、鳖甲煎丸

医案

屈某，男，26岁，某医院护士。于1981年6月初患黄疸型肝炎，经中西药治疗一月余症状基本消失，肝功能恢复正常。之后每因疲劳太过或情志怫郁，出现困乏，右上腹隐隐作痛，食欲不振，口苦，易于感冒，舌质边尖红，苔黄腻，脉浮缓。

按常规辨为肝胆湿热，中州受困。拟清热利湿、解毒活血法治之，5剂煎服，药后症状大减，纳食增加。原方继服5剂，自感症状消除而停服中药，仿关幼波教授乌鸡白凤丸滋阴活血以善其后。时隔2个月，又因过度疲劳而觉头身困重，身热不畅，遂以芳化畅中、清热利湿之品投之辄效。然药停不久，则又复发。如此每投能取效一时，但总不能根治。病痛缠绵，颇

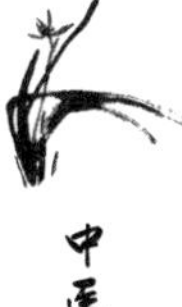

中医内科

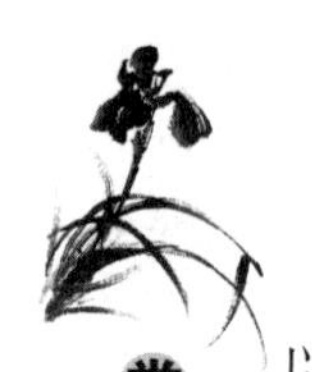

以为苦，多方求医，但医者多予清热利湿之品。

视其症状与之前相比改变甚少，唯黄腻苔益增。因思病重药轻，恐药不及病，用重剂芳化畅中利湿之品投之，其效如前。患者继而在某县医院住院治疗，服西药数日罔效后，请一老中医会诊，辨为脾胃虚寒、湿浊不化之证，投以健脾益气温中之香砂六君子丸。患者因虑黄腻苔而问之，老中医谓："黄腻苔虽多属湿热，但也未必尽然。本证脉沉缓无力属虚，脾虚则湿浊不化，所谓本虚标实是也，当舍苔从脉。"患者服药后，果然显效，喜而告我说：服香砂六君子丸一瓶，胃纳大增，舌苔亦渐化薄，真觉如释重负。继又进药 3 瓶，诸症悉除，追访迄今未再发病。(《中医误诊学》)

18. 黄疸

			太阳病	阳明病	少阳病	太阴病	少阴病	厥阴病
气虚	气虚热							
	气虚寒							
津虚	津虚热							
	津虚寒					归芍六君子汤		
血虚	血虚热							
	血虚寒							
虚热								
虚寒						黄芪建中汤		
气滞	气滞热			柴胡疏肝散、逍遥散				
	气滞寒							
湿水饮痰*食积	（痰）湿热	痰热						
		湿热		茵陈蒿汤、茵陈五苓散、甘露消毒丹、麻黄连翘赤小豆汤、犀角散、茵陈四苓散				
	寒湿（痰）	痰湿						
		寒湿				茵陈四逆汤		
	食积							
血瘀	血瘀热							
	血瘀寒							

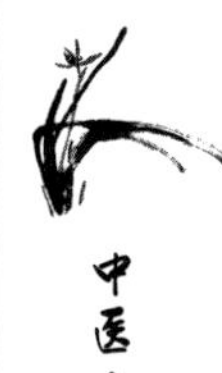

续表

实热			大柴胡汤、大黄硝石散、黄连解毒汤				
实寒							
表证	表实	麻黄连翘赤小豆汤					
	表虚						
半表半里	实热			大柴胡汤			
	虚寒						鳖甲煎丸、乌梅丸

医案 1

1970 年夏，气候炎热，经常下雨。有患者赵某，病已半年，久黄不退而来就诊。据称病初经西医医院诊断为阻塞性黄疸，疑为胰头癌引起，经剖腹探查，未发现肿瘤。近日精神萎靡，体重减轻，全身黄疸色黯，倦怠乏力，胃呆纳少，溺黄便溏，肝肿大平脐，质硬而触痛，脾亦肿大，舌绛、苔黄白兼见，脉弦。服西药及中药茵陈蒿汤、茵陈五苓散、茵陈术附汤、硝石矾石散等，均无效果。

分析其证候乃属湿热发黄，由于湿热滞留日久，侵及血分而致血瘀。若清湿热，血分瘀滞不化，则黄疸不愈；只化瘀滞，肝胆湿热不清，则黄疸亦不能除。

治疗应化瘀滞，清湿热，两相兼顾，予丹栀逍遥散加三七、茵陈治之。方用：三七 6g（冲服），茵陈 30g，牡丹皮 10g，栀子 10g，柴胡 10g，当归 10g，赤芍 10g，茯苓 10g，白术 10g，甘草 3g。水煎服，日 1 剂，煎 2 次分服。服药 2 个月，黄疸消退，肝脾肿大恢复正常，病愈恢复工作。

或谓：久病必虚，且此病黄疸色黯，何不采用补养药和温化寒湿之剂？殊不知久病未必虚，黄疸色黯亦非尽属寒湿。症由时邪外袭，郁而不达，湿热夹瘀蕴阻肝胆，胆液外溢肌肤而发黄，故黄色晦暗。丹栀逍遥散疏肝清热，健脾和营，但化瘀之功较逊，病重药轻，故难奏效。因此，加入三七、茵陈以祛瘀退黄。余用此法治瘀黄多例，疗效颇为满意。(《黄河医话》)

医案2

李裕蕃治一老妪，罹患胆石症而于某医院行手术治疗，剖腹后发现其尚并发肝硬化症。术后十余日出现黄疸，逐渐加重，伴见发热、不寐、神志欠清。迭进抗生素、激素及行胆汁引流术。住院已3个月，病势日趋恶化，遂邀余会诊。查其体温38.9℃，两目及全身皆黄，面色黧黑，口唇疱疮，舌质绛，苔灰黑而润，前胸血缕蛛丝，手足心热，中下腹胀满不减，按之软陷，脉细数无力，两尺若无。西医诊断为毛细胆管性肝炎、结节性肝硬化。

观其脉证为邪入营分，气阴两虚，拟以清营解毒、益气养阴为法，立方以清营汤加减：金银花30g，净连翘20g，淡竹叶10g，麦冬20g，细生地黄20g，牡丹皮10g，川黄连6g，夏枯草10g，生玄参10g，赤芍20g，生龟甲30g，板蓝根30g，北沙参30g，生黄芪20克，2剂，水煎服。

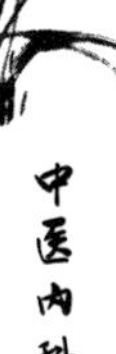

再诊，体温降至37.9℃，灰黑苔稍退，于上方中加常山6g、

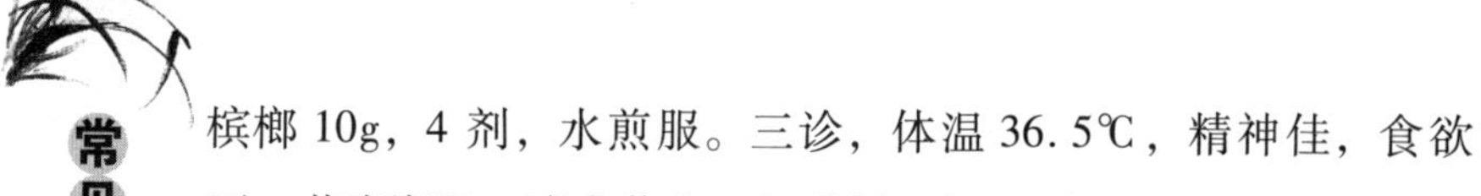

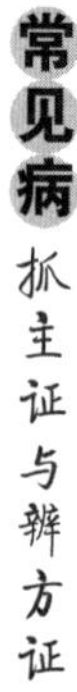

槟榔 10g，4 剂，水煎服。三诊，体温 36.5℃，精神佳，食欲可，黄疸渐退，诸症若失，仅形削少气。(《北方医话》)

19. 头痛

			太阳病	阳明病	少阳病	太阴病	少阴病	厥阴病
气虚	气虚热							
	气虚寒							
津虚	津虚热							
	津虚寒							
血虚	血虚热							
	血虚寒					加味四物汤		
虚热								
虚寒						右归丸		
气滞	气滞热							
	气滞寒							
湿水饮痰*食积	（痰）湿热	痰热		羚角钩藤汤				
		湿热		桂苓甘露饮、三仁汤、龙胆泻肝汤				
	寒湿（痰）	痰湿				半夏白术天麻汤		
		寒湿				大补元煎、杞菊地黄丸、右归丸		
	食积							
血瘀	血瘀热			通窍活血汤				
	血瘀寒							

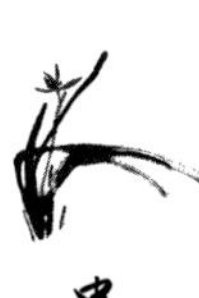

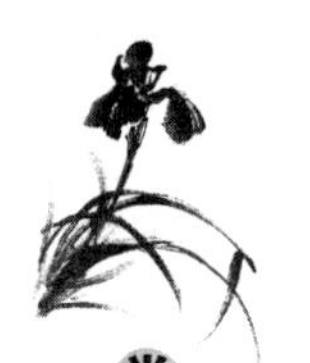

续表

实热				天麻钩藤饮、黄连上清丸、黄连香薷饮、大青龙汤、九味羌活汤、菊花茶调散				
实寒								
表证	阳证	表实	川芎茶调散、大青龙汤、九味羌活汤、菊花茶调散					
		表虚	羌活胜湿汤、黄连香薷饮					
	阴证						麻黄附子细辛汤	
半表半里	实热				小柴胡汤、逍遥散			
	虚寒							

医案1

赵某，男，52岁。初诊：1997年6月22日。主诉：右侧头痛时作时止已3年。痛时先感右眼珠酸麻发胀，视物闪光，旋即右太阳穴骤起掣动，有如鸡啄，继之头痛暴作，如锥直入，痛连目系，甚则上攻颠顶乃弥散到整个头部。短则半小时而骤消，长则数日绵绵不解，或每日数发，或数日一发，发止无常，怒则增剧，疼解一如常人，无恶心呕吐，无家族史。迭经中药、西药、针灸等治疗乏效。此次又因事挫伤、郁怒而复发，连续痛达2天。纳佳，二便如常。检查形体壮实，口鼻无殊，血压

100/80mmHg，舌质偏红，苔薄白，脉弦。诊为血管性偏头痛。

考虑此病郁怒触发，痛势较剧，久病不愈，痛处固定，属肝胆风邪上攻，病久邪入于络，经络瘀阻，郁而为痛。故治以温通上达，搜风镇痛，辅以疏肝解郁，疏导经络。方用散偏汤加味：川芎3g，白芷1.5g，白芥子6g，生白芍15g，香附6g，柴胡3g，李仁肉6g，甘草3g，黄芩6g。

二诊：6月24日，患者精神甚差，抱头诉痛，谓服1剂后头痛反剧，续进2剂则头痛如劈，眼眶如裂，烦躁面红，坐卧不安，遂不敢再进3剂。细察病证，乃知痛作除了郁怒触发之外，并与下列诱因密切关联：一是患者常年腰痛、腰酸、头晕少寐，凡腰痛加重，夜寐恶劣，头痛随之而发；二是其痛遇热则发，尤以日光照射下痛势增剧；三是痛时面红目赤，颞部青筋隆起，怕热畏光，以至闭目不敢再睁眼。审证求因，由肾阴亏损，肝木失养，木郁化火，上扰清空所致，故前投一派攻窜辛散之品病反加剧。遂改拟滋肾平肝、潜阳息风法。处方：生白芍24g，钩藤24g，生地15g，桑叶9g，甘菊9g，竹茹9g，浙贝6g，茯苓9g，生石决15g，珍珠母30g，川牛膝9g，甘草3g。

三诊：6月27日，患者精神欢畅，言上方服1剂，当晚头痛显瘥，3剂后头痛若失，腰痛大减，夜寐良好，舌脉如前。厥气得挫，肝风已平，乃减钩藤半量，去桑叶、竹茹、浙贝，改赤白芍各12g，加桃仁9g以助化瘀通络。3剂。

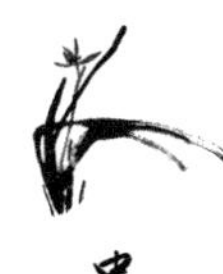

四诊：12月10日，5个月来头痛未发，唯感腰部胀痛，悠悠不举，头晕少寐，舌仍红，脉细小弦，拟予杞菊地黄丸250g，

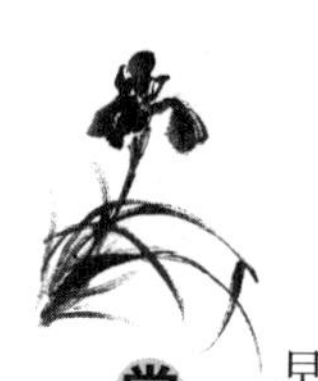

早晚各吞服12g，以固其本。(《医林误案》)

医案2

刘某，男，48岁。夏日酷热，夜开电扇，当风取冷，而患发热（39.5℃）、头痛、气喘等证。急送医院治疗，西医听到肺有啰音，诊为感冒续发肺炎。经用抗炎退烧等法，五日后发热与喘已退，体温恢复正常。唯头痛甚剧，病人呼天喊地，不能忍耐，须注射杜冷丁方能控制，但止痛时间很短。不得已，邀刘老会诊。切脉浮弦，无汗，苔白，舌润。

本案头痛伴有发热、气喘，为风邪袭肺，遏阻清阳所致。《素问·太阴阳明论》所谓“伤于风者，上先受之”，即为此意。若风邪稽留经脉，阻滞不通，则往往头痛剧烈，难以忍受。甚则其痛或偏或正，休作无时，迁延不愈而成“头风”。

刘老辨为风寒之邪，伤于太阳之表，太阳经脉不利其头则痛，所谓不通则痛也，当用川芎茶调散。川芎茶调散为治疗头痛之名方，方中川芎走而不守，能上达巅顶，下至血海，行血中之气，长于止痛，为治头痛之要药。正如《病因赋》所说，“头痛必须用川芎。”羌活善于治太阳经头痛，细辛善于治少阴经头痛，白芷善于治阳明经头痛，三药相伍，乃治头痛之良剂也。荆芥、防风疏散上部风邪；薄荷、清茶清利头目，疏风散热。服之则使风邪去而清阳升，经脉通而头痛止。然本方毕竟疏风药居多，升散力强，故凡肝风内动、肝阳上亢及气血亏虚之头痛，则非本方所宜。

处方：荆芥10g，防风10g，川芎10g，羌活6g，细辛3g，薄荷3g，白芷6g，清茶6g。

结果：此方服至第二剂，头痛全止。医院主治医某君指方曰："中草药的止痛作用，比西药杜冷丁为上，值得研究与开发。"（《刘渡舟验案精选》）

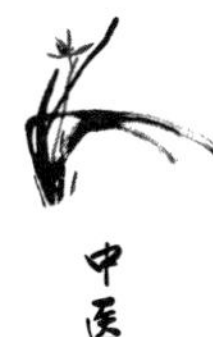

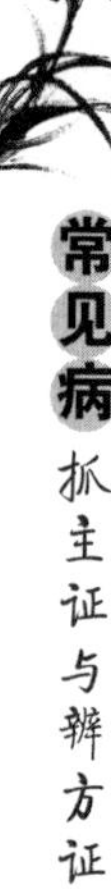

20. 眩晕

			太阳病	阳明病	少阳病	太阴病	少阴病	厥阴病
气虚	气虚热							
气虚	气虚寒					归脾汤、补中益气汤		
津虚	津虚热					左归丸、大定风珠、酸枣仁汤、镇肝息风汤		
津虚	津虚寒					酸枣仁汤、柏子养心丹、孔圣枕中丹		
血虚	血虚热							
血虚	血虚寒					归脾汤		
虚热								
虚寒						右归丸		
气滞	气滞热							
气滞	气滞寒							
湿水饮痰＊食积	(痰)湿热	痰热		黄连温胆汤、羚角钩藤汤				
湿水饮痰＊食积	(痰)湿热	湿热		当归龙荟丸				
湿水饮痰＊食积	寒湿(痰)	痰湿				半夏白术天麻汤、苓桂术甘汤、泽泻汤、导痰汤、温胆汤		
湿水饮痰＊食积	寒湿(痰)	寒湿				右归丸、真武汤		
湿水饮痰＊食积	食积							

续表

血瘀	血瘀热		通窍活血汤				
	血瘀寒						
实热			天麻钩藤饮				
实寒							
表证	表实						
	表虚						
半表半里	实热			小柴胡汤、逍遥散			
	虚寒						

医案

笔者曾遇患者卫氏，因背部患疖肿，经青霉素注射1周，红霉素口服半月后即感头昏晕，伴见心悸、气短、咳嗽痰多。头晕严重时常欲仆倒。曾在本地区及西安某医院治疗未见好转，遂求我诊治。

我根据《丹溪心法·头眩》中“无痰不作眩”的见解，对眩晕从痰论治，每多获效。见此患者，有咳嗽多痰一证，观其舌苔白而稍腻，便认为此病亦属痰饮，拟以涤痰化饮法治之，但从患者病历了解到，所服药物处方，大多按痰浊中阻用半夏白术天麻汤之类治之，然均罔效。

我停笔重思，何以健脾燥湿祛痰治之而乏效呢？经仔细观察，患者面色㿠白，全身轻度浮肿，详询病情方知近年来患者腰背部及下肢有冷感，虽咳嗽多痰，但质清色白。

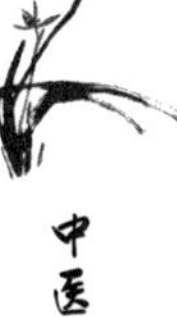

联想到《伤寒论》中叙及真武汤可治脾肾阳虚，浊阴上犯之眩晕振振欲擗地，与此证很相符。遂处方：附片12g，茯苓10g，白芍10g，白术12g，细辛3g，五味子10g，生姜3片，龙

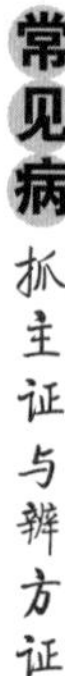

骨30g，牡蛎30g，枸杞子12g，菊花6g。

3剂后病势锐减，精神明显好转。继服6剂，头晕、心悸、咳嗽、气短及水肿基本消失。遂改为右归丸加减，去方中附子、肉桂，因辛热刚燥不宜久用；加巴戟天、淫羊藿、枸杞子、菟丝子助阳而不伤阴。连服10余剂而愈。(《黄河医话》)

21. 水肿

			太阳病	阳明病	少阳病	太阴病	少阴病	厥阴病
气虚	气虚热							
气虚	气虚寒					参苓白术散		
津虚	津虚热							
津虚	津虚寒							
血虚	血虚热							
血虚	血虚寒							
虚热								
虚寒						济生肾气丸、右归丸		
气滞	气滞热							
气滞	气滞寒							
湿水饮痰*食积	（痰）湿热	痰热						
湿水饮痰*食积	（痰）湿热	湿热		麻黄连翘赤小豆汤、疏凿饮子、越婢加术汤、猪苓汤				
湿水饮痰*食积	寒湿（痰）	痰湿				五皮饮、胃苓汤、参苓白术散、五苓散、十味温胆汤、小青龙汤		
湿水饮痰*食积	寒湿（痰）	寒湿				实脾散、真武汤		
湿水饮痰*食积	食积							
血瘀	血瘀热							
血瘀	血瘀寒							

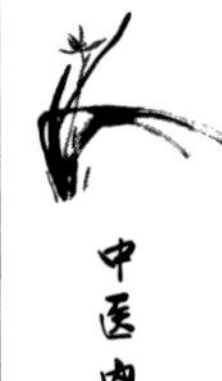

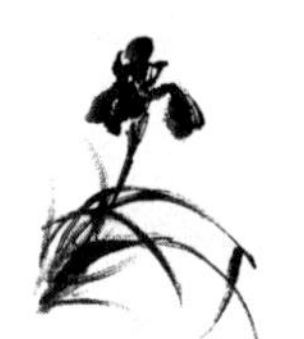

续表

实热				己椒苈黄丸、越婢汤				
实寒								
表证	阳证	表实	越婢加术汤、麻黄连翘赤小豆汤、越婢汤、小青龙汤					
		表虚	防己黄芪汤、疏凿饮子					
	阴证						麻黄附子细辛汤	
半表半里	实热							
	虚寒							

医案 1

包某，女，49 岁，农民，1994 年 10 月 3 日就诊。患者素体虚弱，于四个月前发现下肢有轻度浮肿，当时未有介意。后因浮肿日趋加重，并逐渐波及全身，惧而求医。当地医院诊为“慢性肾小球肾炎”，中、西药叠进，肿势有所减轻。因正值三秋农忙之时，患者参加劳动两日，因之水肿又发，虽延医服药治疗而疗效并不明显。现证：身面俱肿，下肢尤甚，按之如泥，小便短少，腰部酸痛不堪，胸中气满，呼吸气短，纳谷不香，舌淡，苔白腻，脉濡弱。尿检：蛋白（+），颗粒管型（+），红细胞（5 ~7），白细胞偶见。血检：Hb 90g/L，BUN、Scr 正常。

此乃水湿之邪先伏三焦，又因过劳伤气，使脾虚不运，引动水湿泛发，上干于肺，下壅于肾，升降出入之机不利所致。

治疗之法应当外散内利，“去菀陈莝”。本案患者体质素弱，水湿充盛，实为本虚标实之候，不任峻利猛攻，唯宜疏利水湿的同时，兼调脾肺之气以固其本。当选用茯苓导水汤，该方由四苓汤合五皮饮加减而成，功专调理脾肺，通利水湿。方中桑白皮、苏叶宣肺以利水，以开水之上源；四苓汤健脾渗利水湿，崇土以制水，陈皮、砂仁和胃化湿。气行则水行，气滞则水停，故又以木香、槟榔、大腹皮、木瓜等药行气利水。本方药性平和，利水而不伤正，对形体素弱或年老体衰患者之水肿尤为适宜。

处方：茯苓 30g，泽泻 15g，白术 10g，桑皮 12g，大腹皮 10g，木香 10g，木瓜 10g，陈皮 10g，砂仁 6g，苏叶 6g，猪苓 20g，槟榔 10g。结果：服 14 剂，小便量增多，肿势顿挫。但大便溏薄，日行两次，气短乏力，畏恶风寒，两手指尖发凉，带下量多质稀，舌脉如前。

待水湿去其大半，脾肾阳气不振之时，又当在渗利水湿的同时加温补阳气之品，俾使阳气来复，促进水湿化气，这是治疗水肿病比较重要的一环。因水湿为阴邪，日久易损伤人体的阳气，更使水湿难化，从而导致浮肿迁延不愈。实脾饮主治阴水证，有温阳健脾、化气行水之功，服之能使脾阳来复，肾阳渐振，水湿乃化，以脾执中以运四傍，故《医宗必读》指出：“治水当以实脾为首务也。”

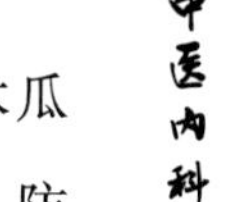

处方：实脾饮加味。茯苓 30g，白术 10g，草果 10g，木瓜 10g，大腹皮 10g，木香 10g，干姜 5g，炮附子 10g，厚朴 9g，防

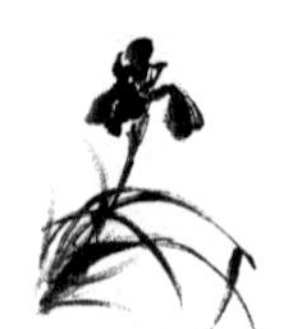

己12g，黄芪16g，炙甘草6g。

结果：上方服三十余剂，水去肿消，小便畅利，尿检正常，诸症随之而愈。嘱服金匮肾气丸，以巩固疗效。(《刘渡舟验案精选》)

医案2

1980年仲夏，一中年妇女患者欧某，由人搀扶就诊。诉浮肿反复发作两年余，近8个月来日益加重。腹胀难忍，气息频短，神疲身肿，四肢冷麻，头昏易惊，心烦乍怒，饮食乏味，口干喜饮，小溲短赤，大便秘结，常服果导，仍数日方行便一次。曾频繁求医，某医院诊断为“特发性浮肿”、“结核性腹膜炎”、“腹腔肿瘤待查”，给予抗结核、利尿、通便等法治疗，并建议其到肿瘤医院作剖腹探查。服中药达一百五十余剂。既往有习惯性便秘史。详阅病历，前医多以四君子汤、黄芪汤加味健脾祛湿；或用肾气丸化裁温肾利水；甚者以大黄、芒硝、牵牛子为君攻下逐水；用桃仁、红花、三棱、莪术之属破瘀行水。患者周身浮肿，腹大，气短肢麻，二便不利，形体丰盛，面浮睑肿，皖白无华，腹大似九月怀胎，背浮如身着新袄，足胫肿亮没指，踝部有黄水渗出。舌质淡红，苔薄白而干，脉沉细缓。触其腹冷不温，坚大而满。腹围竟达127cm。

此乃阴凝搏结，表里俱寒，上下皆水，内外气机郁滞，治当温阳散寒，通利气机，宣发水饮。遂按桂枝去芍药加麻辛附子汤加减：桂枝6g，麻黄3g，细辛3g，附片10g，干姜5g，党参12g，白术15g，茯苓皮15g，枳实15g，4剂，水煎服。7日后，患者独自步行前来复诊。诉服药后，腹胀大减，浮肿渐消，如释重负，又自加服原方3剂，肿势大退，腹部变软，腹围降至112cm。

“阴阳相得，其气乃行，大气一转，其气乃散”，当时虽盛夏炎热，仍以证处方，不讳麻黄、桂枝、干姜、附片、细辛之辛热，仍守原方，稍以加减出入，治疗2个月，患者腹围降至90cm，除便结不畅外，诸症大减。(《长江医话》)

医案3

1972年，余诊治一老者，花甲之年，身患痿症（西医诊为脊髓病变）。卧床两月余，继而下肢水肿，按之没指，遍服利尿西药，甚则激素，水泛无制。余继之，首用宣肺发汗，次以健脾利湿，再拟温阳渗利，患者共服药30剂，皆以失败告终。

时值全院大夫会诊，众医束手。唯某医云：曾经治一久病卧床水肿患者，服一老中医方而愈。可否一试？余观其药用仙茅、淫羊藿、巴戟天、桂枝、干姜、茯苓、猪苓、泽泻、车前草、川芎、当归、王不留行、土鳖虫、怀牛膝。窃思之，其方不外温肾暖脾利水，但增以通瘀之品而已。诊毕，众人皆赞同试用此方。出吾所料，患者服药3剂则溲清水湮，服5剂则肿势全消，一如往常。为此，余数日宿食不宁，反复思索。其方效之神速，何也？

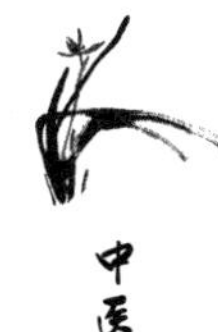

盖此患者乃花甲之年，督脉不通，久病卧床，脾肾阳弱，

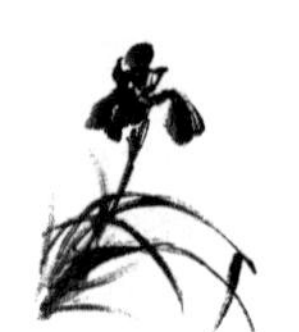

气失帅血之功，气虚则血瘀，血瘀则水溢，以致见舌质暗红，腿肿等症。其方以温脾肾而利水，且佐以活血通络者，恰与病家阳虚血瘀水肿见证暗合也（后西医疑为下腹深部静脉血栓所造成）。

夫血瘀水肿乃气血不通，瘀血阻络，血瘀而水停，发为水肿也。《素问·调经论》："孙络水溢，则经有留血。"清代唐容川《血证论》："瘀血化水，亦发为水肿，是血病而兼水也。"皆一理也。之后，余辨水肿病，观其脉证，凡见血瘀水结者，每佐以活血通络之法，其水自去。水血关系之密切，于此可见一斑。（《长江医话》）

22. 腿沉

		太阳病	阳明病	少阳病	太阴病	少阴病	厥阴病
气虚	气虚热						
	气虚寒				四君子汤、六君子汤、参苓白术散、补中益气汤、归脾汤、人参养荣汤、升阳益胃汤		
津虚	津虚热						
	津虚寒						
血虚	血虚热						
	血虚寒				归脾汤、人参养荣汤、四物汤、天王补心丹		
虚热							
虚寒					阳和汤、理中丸、附子理中丸、小建中汤、四逆汤、当归四逆汤、肾气丸、右归丸、地黄饮子、四神丸、厚朴温中汤、苏子降气汤、黄芪桂枝五物汤		

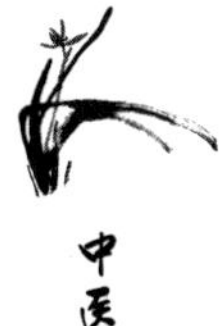

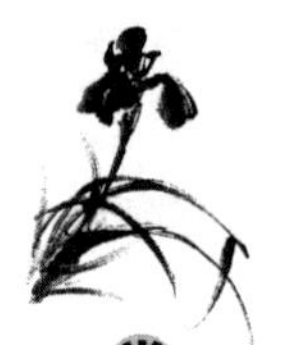

续表

气滞	气滞热							
	气滞寒							
湿水饮痰*食积	(痰)湿热	痰热		清暑益气汤				
		湿热		易黄汤、三仁汤、四妙丸、茵陈五苓散、甘露消毒丹、宣痹汤、当归拈痛汤				
	寒湿(痰)	痰湿				藿朴夏苓汤		
		寒湿				独活寄生汤		
	食积							
血瘀	血瘀热							
	血瘀寒							
实热								
实寒								
表证	表实		清暑益气汤、当归拈痛汤、藿朴夏苓汤					
	表虚		防己黄芪汤、黄芪桂枝五物汤、升阳益胃汤、独活寄生汤					
半表半里	实热							
	虚寒							柴胡桂枝干姜汤

医案

许某，男，40 岁。1979 年 9 月，患者发热 3 天，唯恶风寒，体倦乏力。时值夏秋之交，诊为外感风寒兼夹暑湿，治用四味香薷饮加藿香、枳壳、茯苓等药，连服 5 剂不效，后又易方藿香正气散合小柴胡汤，症状不仅不减，且双下肢出现痿软无力，不能行走而成痿证。

病属湿热浸淫筋脉，壅塞经络，气血瘀滞所致，非为外感证，改用清热燥湿、祛风活血通络治之，用四妙散合大秦艽汤加减治疗月余，热退力增，已能步履。

按语：本案开始按季节发病辨证施治，结果未能取效。然肢体沉重，舌苔黄白而腻，脉浮濡稍数，则湿热之象明矣。首诊拘于经验，过多考虑季节外感因素，忽于知常达变，而成失误。(《中医误诊学》)

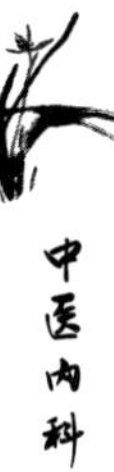

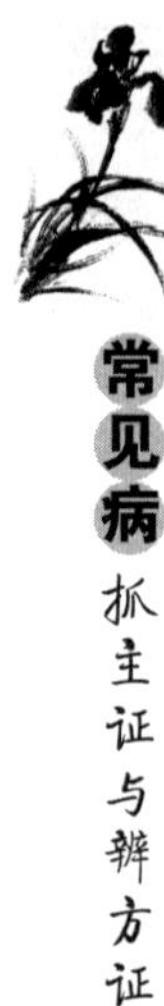

23. 乏力

		太阳病	阳明病	少阳病	太阴病	少阴病	厥阴病
气虚	气虚热						
	气虚寒				四君子汤、六君子汤、参苓白术散、补中益气汤、归脾汤		
津虚	津虚热						
	津虚寒				生脉散、左归丸		
血虚	血虚热						
	血虚寒				四物汤、天王补心丹		
虚热							
虚寒					理中汤、小建中汤、四逆汤、肾气丸、地黄饮子、黄芪桂枝五物汤		
气滞	气滞热						
	气滞寒						

续表

湿水饮痰*食积	(痰)湿热	痰热		清暑益气汤(《脾胃论》)				
		湿热		达原饮、三仁汤、茵陈蒿汤、八正散、四妙散、龙胆泻肝汤、当归拈痛汤				
	寒湿(痰)	痰湿				平胃散、温胆汤、当归芍药散		
		寒湿				六味地黄丸、肾著汤、独活寄生汤		
	食积							
血瘀	血瘀热							
	血瘀寒							
实热				大承气汤、白虎加人参汤、竹叶石膏汤、清暑益气汤(《温热经纬》)、大柴胡汤				
实寒								

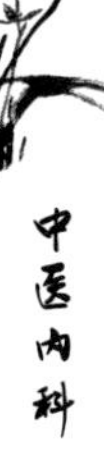

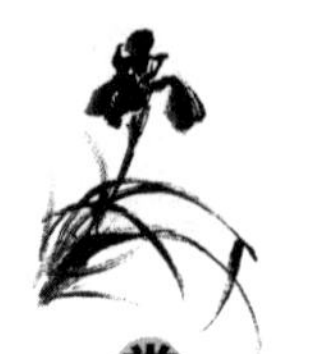

续表

表证	表实	大青龙汤、清暑益气汤（《脾胃论》）、当归拈痛汤					
	表虚	桂枝汤、麻杏苡甘汤、羌活胜湿汤、防己黄芪汤、黄芪桂枝五物汤、独活寄生汤					
半表半里	实热			小柴胡汤、逍遥散、龙胆泻肝汤、大柴胡汤			
	虚寒						柴胡桂枝干姜汤、乌梅丸

医案 1

癸亥年初夏，治一朝鲜族 8 岁男孩。其母代诉，一年前曾因全身浮肿、乏力、尿少，而于某医院住院治疗长达半年之久。住院期间浮肿已消大半，唯蛋白尿不消失。回家后又请当地医生治疗月余，病情仍不见复转。遂由其母携带来县城请中医诊治。适逢我在门诊，患儿面色㿠白，虚浮，脸胖成圆形，两眼眯成一条缝，酷似小“胖官”。口唇淡红，舌体胖嫩，舌苔白，脉沉细。双下肢浮肿，按之不起。患儿背部怕冷，四肢欠温，至夏尚不能脱去棉衣。追问病史及治疗情况，方知住院期间曾服用大量激素。经化验尿常规，蛋白仍是（++），患者要求把患儿的浮肿及蛋白尿治好。

我暗中思量，治浮肿尚可，消除蛋白尿我实无成法，更无专方。中医治水肿病，常法不外“开鬼门，洁净府，去菀陈莝”，故先以防己茯苓汤加白术、泽泻、车前子，水煎服 4 剂，以取健脾利水之效。一周后复诊，患儿浮肿减轻，检尿蛋白（++），又以原方稍加变动再服 4 剂。

三诊，患者蛋白尿仍不减。此时我心中实无主见，遂去请教我县名老中医王东林老师。

王老问过病情，思考片刻，笑曰：“水肿病与肺脾肾三脏关系密切，尤以肾为本，久病必损及肾。脉症合参，此证以肾阳虚命火衰为主，不补肾阳、不壮命门之火取效难矣。”余遵师意，选《伤寒论》附子汤合真武汤加减化裁。考附子汤证《伤寒论》中有“口中和，背恶寒”之论述，此为肾阳虚见证。而真武汤证为少阴病，内脏虚寒，下焦不能制水，其有温阳导水之功。两方合用，可起到助肾阳、温阳利水之效用。处方：人参 10g，白术 15g，茯苓 15g，生姜 7.5g，巴戟天 20g，仙茅 25g，附子 7.5g，肉桂 7.5g，山药 20g，泽泻 10g，淫羊藿叶 15g，水煎温服。

4 剂服尽，患儿颜面及下肢浮肿已有减轻，唯背部尚有恶寒感，检尿蛋白（+）。家属对所取得的疗效颇满意，更增强了我的信心。效不更方，按原方又服 6 剂。10 天后患儿来诊，全身浮肿已消退，恢复了本来面目，背部已无恶寒感，并换上了夏装。化验尿蛋白竟转阴性。为了巩固疗效，又以此方配药 1 剂，

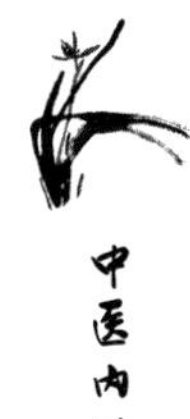

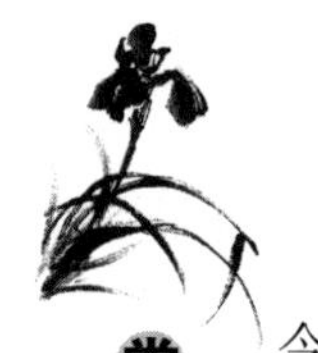

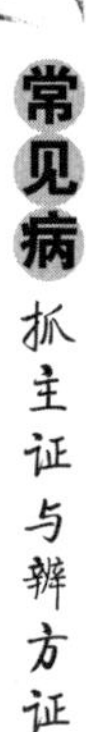

令其每日早晚各服2.5g。连用1个月后患儿病情稳定，化验尿常规仍是阴性，暑假过后已愉快地上学。(《北方医话》)

医案2

1934年春，余初开业于汉口市，族弟龚家足患截瘫，自长沙归，由人力车夫背入我诊所。视其上半身活动正常，双下肢的感觉及运动均完全丧失，小腿肌肉枯瘦如柴，无关节变形，亦无疼痛，饮食与二便正常。曾住院治疗，无明确诊断，亦无疗效，只好回家乡。

因其全身营养状况较差，病情较重，请我的叔父及当地老中医尧臣先生会诊，均诊为虚寒痿证，处黄芪桂枝五物汤原方：黄芪、桂枝、杭白芍各12g，生姜24g，大枣8枚。处方毕，余再向冉雪峰先生请教。冉师对诊断无异议，亦同意出此方，但云“芪桂五物汤，《金匮》治血痹重症之‘身体不仁，如风痹状’，后四字是说有风痹疼痛的症状，故倍用生姜，以其辛散、通阳、行痹、驱邪外出。今患者无疼痛，唯不仁不用。无邪可驱，不宜辛散，应侧重温养卫气、元气，寓通于补。”遂将原方黄芪增至45g，桂枝、白芍、生姜各12g，大枣10枚，再加当归12g，酒蒸怀牛膝10g，木瓜10g，并嘱病人树立信心，守方常服，3个月后定见转机。因病程尚不过久，患者又系未婚青年，饮食正常，终必治愈，只需注意营养、保暖。患者回黄陂县家乡后，一一照办，执此方每日一剂，坚持约半年，痊愈。

此例治验，迄今已50年，忆及雪师教诲，今天犹历历在目。痿为内科重症，早在《内经》有“五脏使人痿”之说，但偏于强调“肺热叶焦，发为痿躄。”至张景岳始明确提出“元气败伤者亦有之”，因“元气败伤则精虚不能灌溉，血虚不能营养。”雪师据此而立“温养卫气、元气”的治则，抓住“无疼痛，但不仁不用”这一辨证关键，不主张予原方辛散驱邪，只改变其用量，酌加养血活络之品，将辛散之方变为温养之方；又根据病程不太久，病人年轻，饮食好，而许以“终必治愈”。其临床思路与方法，足资启发后人。(《长江医话》)

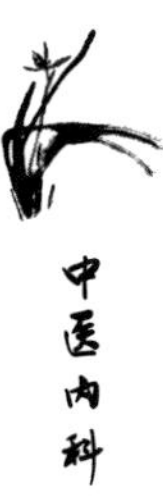

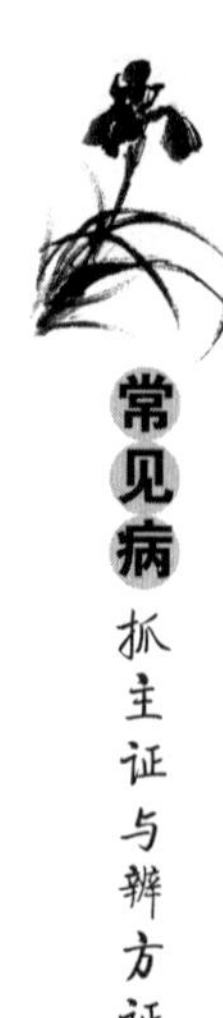

24. 淋证

			太阳病	阳明病	少阳病	太阴病	少阴病	厥阴病
气虚	气虚热							
气虚	气虚寒					补中益气汤、归脾汤、膏淋汤、无比山药丸		
津虚	津虚热							
津虚	津虚寒							
血虚	血虚热							
血虚	血虚寒							
虚热								
虚寒						金匮肾气丸		
气滞	气滞热							
气滞	气滞寒					沉香散		
湿水饮痰*食积	(痰)湿热	痰热						
湿水饮痰*食积	(痰)湿热	湿热		八正散、石韦散、小蓟饮子、程氏萆薢分清饮、导赤散、五淋散、猪苓汤				
湿水饮痰*食积	寒湿(痰)	痰湿				沉香散、五苓散		
湿水饮痰*食积	寒湿(痰)	寒湿				知柏地黄汤、七味都气丸、杨氏萆薢分清饮		
湿水饮痰*食积	食积							

续表

血瘀	血瘀热						
	血瘀寒						
实热			黄连解毒汤、五味消毒饮、知柏地黄汤				
实寒							
表证	表实						
	表虚						
半表半里	实热						
	虚寒						

医案

温某，女，已婚。初诊：患者漏下淋漓已3年余，每次月经须历十数天方净。月经净后即泄泻，每日3～5次，稀便中夹带少许黏液，无里急后重感。月经来潮前泄泻自止，然又出现小便频数淋漓，微有涩痛，尿色淡红，直至月经来潮，小便症状才缓解，而月经又复漏下淋漓。如此周而复始，缠绵不休，痛苦难言。曾在厦门几所医院检查，大便常规：脓细胞（++）。小便常规：白细胞（++），红细胞（++），蛋白微量。妇科检查未见异常体征。诊断为：子宫功能性出血、慢性肾盂肾炎、慢性结肠炎。虽经多方治疗未效，经人介绍来我处门诊医治。证见：消瘦，面色无华，四肢欠温，食欲不振，头晕目眩，肢体倦怠，下肢微肿，时届月经将至，伴见小便频数淋漓，微有涩痛，脉沉细，舌质淡，苔薄白。

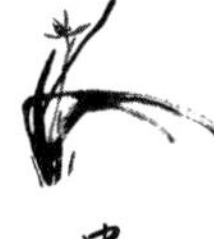

脉证合参，属脾胃衰弱，中气下陷。宜补脾益气，摄血通淋，予补中益气汤加减。处方：黄芪15g，党参9g，陈皮4.5g，

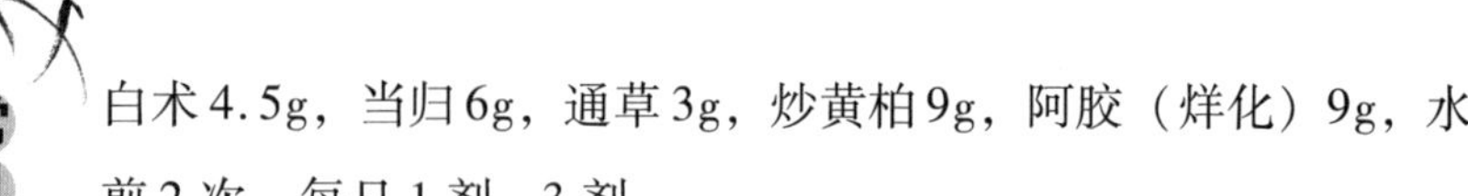

白术 4.5g，当归 6g，通草 3g，炒黄柏 9g，阿胶（烊化）9g，水煎 2 次，每日 1 剂，3 剂。

二诊：余自以为上方用药甚当。黄芪合升麻，升举中气，佐以通草，下渗通淋，另以黄柏一味，突出辨病观点。因患者小便有白细胞，大便有脓细胞，当为细菌感染所致，若但用补中益气汤，则能否抑菌实无把握，故投黄柏以抗菌，又恐苦寒，嘱患者取出炒黑与诸药共煎。不料患者第 2 次来诊时，谓服药 3 剂，不但诸恙未减，反而引动宿疾疝气下坠，再参患者脉证，确认中气下陷无误，遂以原方去黄柏，加肉桂粉 2.4g 分两次冲服，3 剂。

三诊：患者喜形于色，诉疝气已回缩，不复下坠，四肢转温，小便已无涩痛频急。唯经期将届，忧心漏下，余按二诊方药，去通草加莲房炭 12g，嘱服 5 剂。

四诊：患者云："本次月经来潮，仅历 5 天，量亦正常，经净后亦无泄泻发生。"至此，余嘱患者常服补中益气丸（或汤），加肉桂粉 3g（分冲），或与十全大补丸交替服用。连服 3 个月，旧疾未复发。(《医林误案》)

25. 遗精

			太阳病	阳明病	少阳病	太阴病	少阴病	厥阴病
气虚	气虚热							
	气虚寒					安神定志丸、妙香散、补中益气汤、归脾汤		
津虚	津虚热							
	津虚寒							
血虚	血虚热							
	血虚寒					天王补心丹		
虚热								
虚寒						金锁固精丸		
气滞	气滞热							
	气滞寒							
湿水饮痰*食积	湿热（痰）	痰热						
		湿热		程氏萆薢分清饮、龙胆泻肝汤				
	寒湿（痰）	痰湿				苍白二陈汤		
		寒湿				黄连清心饮、三才封髓丹、知柏地黄汤、大补阴丸		
	食积							
血瘀	血瘀热							
	血瘀寒							

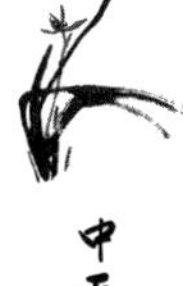

续表

实热			黄连清心饮、三才封髓丹、知柏地黄汤、大补阴丸				
实寒							
表证	表实						
	表虚						
半表半里	实热						
	虚寒						

医案

一32岁男子，滑精3年不愈，虽屡进桂枝龙骨牡蛎汤、金锁固精丸等方，终未获效，且日渐加重。该病始于不知养慎，恣情纵欲，致下元虚惫而滑精频作，并见头晕耳鸣，心悸失眠，自汗盗汗，腰膝酸软，畏寒肢冷，阳事不举，纳呆便溏，面色少华，神疲乏力，舌质红少苔，脉虚数。

予桂枝6g，白芍18g，甘草9g，大枣5枚，生姜2片，龙骨、牡蛎、酸枣仁各18g，茯神12g，朱砂3g，莲子15g，金樱子12g。嘱节欲惜身。共服12剂后，诸症悉平而愈。

药中白芍3倍于桂枝，其理安在？少用桂枝而重用白芍，是取小建中之意，白芍3倍于桂枝，使桂枝助阳而不使精妄泄。加安神宁智、养心固精之品，心君宁静，肾关得固，滑泄自止。（《黄河医话·滑精》）

26. 鼻衄

			太阳病	阳明病	少阳病	太阴病	少阴病	厥阴病
气虚	气虚热							
	气虚寒					归脾汤		
津虚	津虚热							
	津虚寒							
血虚	血虚热							
	血虚寒							
虚热								
虚寒						理中汤		
气滞	气滞热							
	气滞寒							
湿水饮痰*食积	(痰)湿热	痰热		羚角钩藤汤				
		湿热		龙胆泻肝汤				
	寒湿(痰)	痰湿						
		寒湿						
	食积							
血瘀	血瘀热			通窍活血汤				
	血瘀寒							
实热				桑菊饮、玉女煎、调胃承气汤、黄连解毒汤、泻心汤、凉膈散、十灰散、四生丸				
实寒								

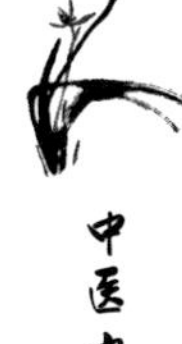

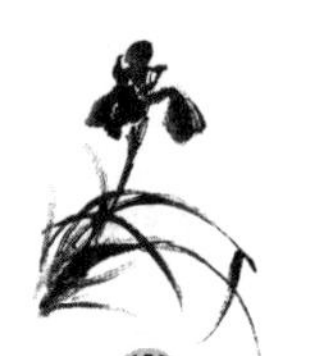

续表

表证	表实						
	表虚						
半表半里	实热						
	虚寒						

医案

老叟王公，年已62岁，退休闲居。3年前曾患鼻衄，迄今无岁不发。日前因事暴怒，鼻衄鲜血不止，家人皆恐，多方求医，皆不获效。鼻中塞棉，血从口出，众皆束手无策。其亲戚卢氏，特请余赴诊。病者主诉，发病前必先额上发热，鼻中气亦甚热，近年来每觉鼻热，即为出血之先兆。其脉洪大有力，舌绛而干。

遂立清热解毒、凉血散瘀之法，急投犀角地黄汤加味。方中犀角清营凉血解毒；生地黄清热凉血，助犀角清解血分热毒，并能养阴；赤芍、牡丹皮清热凉血散瘀，既增强凉血之功，又防瘀血停滞之弊。诸药合用，于清热之中兼以养阴，热清血宁，患者连服3剂，鼻衄即止。

犀角地黄汤专为温热之邪燔于血分而设。热入血分，迫血妄行，上出则吐衄，下泄则便血尿血，或崩漏下血。本例亦然。故在治法上，除清热解毒外，还应凉血散瘀。本病不可过用苦味药，以防苦从火化。(《北方医话》)

27. 齿衄

			太阳病	阳明病	少阳病	太阴病	少阴病	厥阴病
气虚	气虚热							
	气虚寒					归脾汤		
津虚	津虚热							
	津虚寒							
血虚	血虚热							
	血虚寒							
虚热								
虚寒						理中汤		
气滞	气滞热							
	气滞寒							
湿水饮痰*食积	(痰)湿热	痰热						
		湿热		龙胆泻肝汤				
	寒湿(痰)	痰湿						
		寒湿						
	食积							
血瘀	血瘀热			通窍活血汤				
	血瘀寒							
实热				清胃散、玉女煎、调胃承气汤、黄连解毒汤、泻心汤、凉膈散、十灰散、四生丸、茜根散				

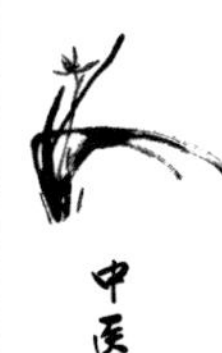

续表

实寒							
表证	表实						
	表虚						
半表半里	实热						
	虚寒						

医案

邓某，女，31岁，1984年10月23日就诊。病齿衄两年余，常在晨起及午休后满口渗血，屡治罔效。诊时见：齿有血瓣，齿龈胭红，不肿不痛，口气较重，口干不思饮，食后易饥，然多食又添腹胀，便意频频，量少质软，每于饭后1小时内出现，但排便较难，需努挣始出，小便清利。形体消瘦，面色萎黄，精神困顿，疲乏嗜卧，畏寒肢冷，体虚易感。舌干红少苔，脉虚数。

细审病机，似以中焦脾胃为重，疑以阴火虚证，故试投轻剂补中益气汤治之。药用：党参、黄芪各15g，炒白术、当归各10g，陈皮、升麻、柴胡、炙甘草各6g，2剂。另嘱病人：若药后渗血增多，则止后服；病情稳定继续服。

二诊：病人述药后齿衄减轻，尤其是午休后出血明显减少，精神略增，便次增多，日三四行，为稀黄软便。补中奏效，守方改重剂更进。药用党参、黄芪各30g，炒白术、升麻、柴胡各15g，当归、陈皮、炙甘草各10g。2剂。

三诊：服上方1剂，衄血即止；再剂便次减，质软成形，精神明显转佳，胃中嘈杂似饥感除，口渴减，四肢转温，乃改补中益气丸调之。随访半年未复发。

按语：齿衄一证，多责之胃、肾，或为胃火上冲，或为肾火冲激。本例证见衄血口干、嘈杂似饥等症，乍看似为火热实证，但细察之，又有倦怠乏力、多食则腹胀、畏寒肢冷、排便无力等脾虚之候，因悟“阴火”之说，立甘温除热之法，投补中益气汤治之，果然药到病除，可见临床审证，不可拘于书本之说。（王少浪．阴火齿衄治验．四川中医，1987，9：44）

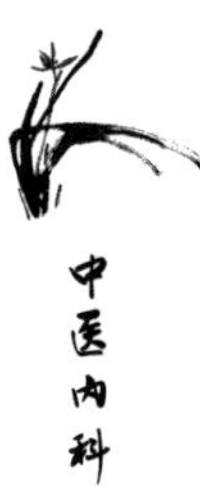

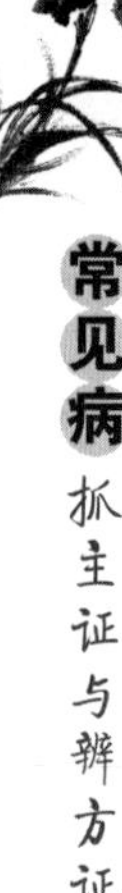

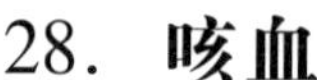

28. 咳血

			太阳病	阳明病	少阳病	太阴病	少阴病	厥阴病
气虚	气虚热							
	气虚寒							
津虚	津虚热							
	津虚寒							
血虚	血虚热							
	血虚寒							
虚热				百合固金汤				
虚寒								
气滞	气滞热							
	气滞寒							
湿水饮痰*食积	(痰)湿热	痰热		桑杏汤、清金化痰汤、泻白散、苇茎汤、咳血方、清气化痰丸				
		湿热						
	寒湿(痰)	痰湿						
		寒湿						
	食积							
血瘀	血瘀热			通窍活血汤				
	血瘀寒							
实热				黛蛤散、清燥救肺汤				
实寒								

续表

表证	表实						
	表虚						
半表半里	实热						
	虚寒						

医案1

张某，男，45 岁，住院号 47147。以反复咳血 2 年加重 1 天为主诉，于 1993 年 3 月 6 日入院。患者 2 年来反复咳血，曾多次入住我院，诊断为支气管扩张症。本次入院除咳血外，偶有咳嗽，咯痰，量少，头晕，胸闷腹胀，小便灼热，头汗较多。舌质红，苔黄腻，脉弦滑。

中医辨证为湿热弥漫三焦，热伤血络。当以清热利湿为主，佐以止血通络，予三仁汤加减，3 剂，诸症均减，不再咯血。他医因潮热汗出，五心烦热，以阴虚生热、热伤血络夹痰立论，以滋阴清热为主，佐以化痰为法，并处方如下：地骨皮 30g，胡黄连、贝母、橘红、白及、焦山栀、枳壳各 9g，青蒿、知母、茯苓各 12g，桑白皮 15g，药甫 1 剂，自觉症状均增，心中懊侬不舒，遂未再服。用前方，共服 14 剂，苔净病愈而出院。(《中医误诊学》)

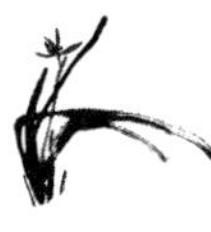

医案2

教师陈某，男，1981 年 5 月 9 日早晨空腹骑自行车载重疾行 15 公里后，咳嗽痰中带血，乡卫生院治疗 4 天控制。两天后突然大咯血 1000ml 以上，转院治疗。一周后又大咯血，并伴呛咳，急诊住院，诊断为支气管扩张、陈旧性肺结核。入院后经过治疗，咯血与呛咳稍有好转，两天后突然咯血盈碗，面色苍白，肢凉出汗，脉芤而数，血压下降，呈休克状态，除止血、抗休克治疗外，加服中药生脉龙牡益气固脱，参三七、白及粉敛肺止血。经中西医综合抢救，休克挽回，但少量咯血仍然存在，并伴心烦不寐，以犀角地黄汤合黄连阿胶汤进治，未能获效。

鉴于咯血二十多天未能控制，血出时有气逆感，从凉血止血治无效验，因取张寿甫补络补管汤加味，镇逆收涩，以防血涌气脱，药进2剂咯血减少而便秘不行。4天后，突然咯血盈口而出，心烦懊侬，躁动不安，颇有濒死之势。家属泣于旁，亲朋议后事，我当时心情是很沉重的。细究过去，详析现在：患者咯血将近一个月，出血量多，又曾虚脱，体质固虚，但益气养阴、镇逆固脱未能取效，反见烦躁、便秘，口干需饮，脉象滑数，舌苔黄腻干糙而花剥，是肺胃蕴热，灼伤肺络所致，病情虚实夹杂。实不去则虚不能复，邪不除则正不能安，不能姑息养奸，贻误病机。

张仲景有泻心汤、侧柏叶汤之治例，唐宗海有“止血独取阳明”之说，何不效法？方用：大黄炭6g，炒黄芩10g，川黄连3g，炒栀子10g，侧柏叶30g，炮姜炭2g，秋石1g，鲜白茅根50g，煎汤代水。上药服后患者大便通行，咯血乃止，原方去大黄炭加海蛤壳、瓜蒌皮再进。4天后又曾咯血150ml左右，方中再加大黄炭，出血辄止，转清化痰热、养肺安络调理而愈。患者咯血持续 1 个月，出血总量在 5000ml 以上，经院内外输血 3850ml，以泻心汤合侧柏叶汤意加味，患者咯血乃止，迄今未再发作，健康状况良好。(《长江医话》)

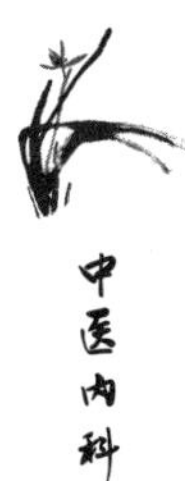

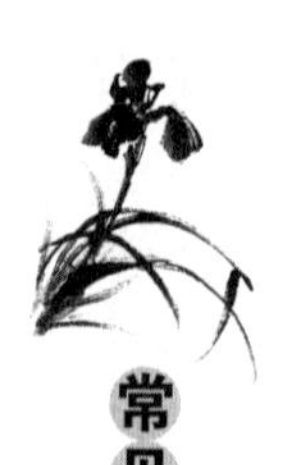

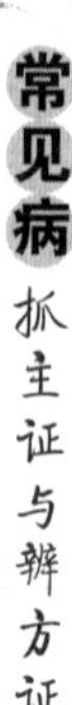

29. 吐血

			太阳病	阳明病	少阳病	太阴病	少阴病	厥阴病
气虚	气虚热							
气虚	气虚寒					归脾汤		
津虚	津虚热							
津虚	津虚寒							
血虚	血虚热							
血虚	血虚寒							
虚热								
虚寒						理中汤、柏叶汤		
气滞	气滞热							
气滞	气滞寒							
湿水饮痰*食积	(痰)湿热	痰热						
湿水饮痰*食积	(痰)湿热	湿热		龙胆泻肝汤				
湿水饮痰*食积	寒湿(痰)	痰湿						
湿水饮痰*食积	寒湿(痰)	寒湿						
湿水饮痰*食积	食积							
血瘀	血瘀热							
血瘀	血瘀寒							
实热				黄连解毒汤、泻心汤、凉膈散、十灰散、四生丸				
实寒								

续表

表证	表实						
	表虚						
半表半里	实热						
	虚寒						

医案 1

倪孝廉者，年逾四旬，素以灯窗思虑之劳，伤及脾气，时有呕吐之症，过劳即发，余常以理阴煎、温胃饮之属，随饮即愈。一日于暑末时，因连日交际，致劳心脾，遂上为吐血，下为泄血，俱大如手片，或紫或红，其多可畏。

急以延余，而余适他往，复延一时名者云："此因劳而火起心脾，兼之暑令正旺，而二火相济，所以至此。"乃以犀角、地黄、童便、知母之属。药及两剂，其吐愈甚，脉益紧数，困惫垂危。彼医云："此其脉证俱逆，原无生理，不可为也。"

其子惶惧，复至恳余，因往视之，则形势俱剧，第以素契不可辞，乃用人参、熟地、干姜、甘草四味大剂予之。初服毫不为动，次服觉呕恶稍止，而脉中微有生意。乃复加附子、炮姜各 6g，人参、熟地各 30g，白术 12g，炙甘草 3g，茯苓 6g。

黄昏与服，竟得大睡，直至四鼓，复进之，而呕止，血亦止。遂大加温补调理，旬日而复健如故。余初用此药，适一同道者在，见之惊骇，莫测其谓，及其既愈，乃始心服曰："向使不有公在，必为童便、犀角、黄连、知母之所毙，人莫及也。"夫童便最能动呕，犀角知连，最能败脾，时当二火，而证非二火，此人此证，以劳倦伤脾，而脾胃阳虚，气有不摄，所以动

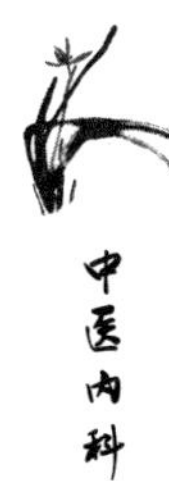

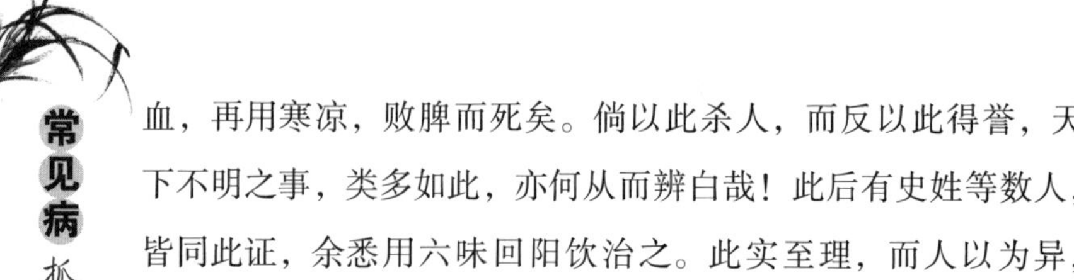

血，再用寒凉，败脾而死矣。倘以此杀人，而反以此得誉，天下不明之事，类多如此，亦何从而辨白哉！此后有史姓等数人，皆同此证，余悉用六味回阳饮治之。此实至理，而人以为异，故并纪焉。(《景岳全书》)

医案2

一男患姓刘，年46岁。症见：吐血不断，时轻时重，体倦神疲，形色憔悴，心悸头晕，大便溏薄，唇舌俱淡，形寒肢冷，脉沉细无力。

辨证为脾虚失统，血不循经，法宜益气健脾，养血止血，方用归脾汤加减。但病情不但不减轻，反而其血愈多，形体消瘦，面色苍白，四肢欠温，腰膝酸软等，出现一派阳虚寒盛证候。此时，笔者恍然大悟，此乃“阳虚阴必走”，不治阳，血不止。于是改用附子理中汤加减，药用：附子10g，干姜10g，生晒参15g，白术20g，白及10g，仙鹤草20g，服药2剂，患者症状好转，头晕减轻，吐血减少。再服10剂，未再吐血。后继服四君子汤、归脾丸善其后，至今未犯。方中附子、干姜温中壮阳，白术健脾，人参补气益脾，甘草和中补土，白及、仙鹤草止血。总之，振奋脾肾阳气，可达增强止血功能之目的。

按语：“阳虚阴必走”，是指脾胃阳虚而不能统血所致下血证的一种重要病理机制。下血证，一般来说，多由于胃肠之火，用凉药炒炭以止血。但“阳虚阴必走”的下血证，以温中健脾、养血止血为主，方用附子理中汤加减为宜。但是，在具体应用

时必须审慎，辨证要准确，确属虚寒阳虚者方可应用。（《北方医话》）

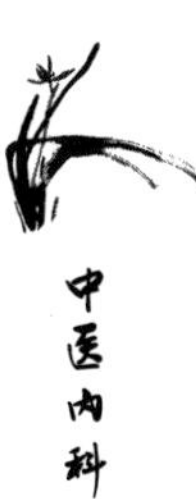

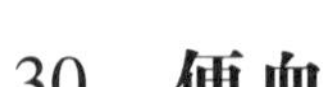

30. 便血

			太阳病	阳明病	少阳病	太阴病	少阴病	厥阴病
气虚	气虚热							
气虚	气虚寒					归脾汤、补中益气汤		
津虚	津虚热							
津虚	津虚寒							
血虚	血虚热							
血虚	血虚寒							
虚热								
虚寒						理中汤、黄土汤、四逆汤、桃花汤		
气滞	气滞热							
气滞	气滞寒							
湿水饮痰*食积	湿热（痰）	痰热						
湿水饮痰*食积	湿热（痰）	湿热		地榆散、槐角丸、槐花散、芍药汤、白头翁汤				
湿水饮痰*食积	寒湿（痰）	痰湿						
湿水饮痰*食积	寒湿（痰）	寒湿						
湿水饮痰*食积	食积							
血瘀	血瘀热							
血瘀	血瘀寒							
实热								
实寒								

续表

表证	表实						
	表虚						
半表半里	实热						
	虚寒						

医案

逢某，男，24 岁，农民。1980 年 7 月以腹痛、大便下血 4～5日为主诉前来就诊。诊见形体瘦弱，面色萎黄，双下肢内侧见有密集片状瘀斑，脘腹疼痛，大便下血（先便后血或血便混杂），量多如柏油样，水食不得入，入则腹痛难忍，随即大便下血。口渴，喜热饮食，舌淡，苔薄白，脉弦细缓而无力。某医以热入血分、迫血妄行之证，投以犀角地黄汤 1 剂。服药后全身不适，呼吸急迫，腹痛加剧，四肢不温，前额角出现约鸭卵大小包块，疼痛质软，按之有脓波动感，四肢瘀斑增加，连点成片，四肢暴露部位遇冷风则瘀斑加重，全身不能自支。胸透两肋膈角变钝，此病不退反进，病情危笃，求余诊治。

经脉证合参，认为此非热入血分之证，乃中焦虚弱、脾失统摄之属。此证非但不能凉血，反应以益气健脾温中，佐以止血。选用归脾汤加减，是为正治。水煎服 2 剂后，腹痛下血明显减轻，皮肤瘀斑明显减少，呼吸平稳，四肢复温，胸透肋膈角正常。守方继服 10 剂，腹痛下血消失，饮食正常，全身无不适。为巩固疗效，嘱以人参归脾丸早、晚服用，随访未见复发。（《医林误案》）

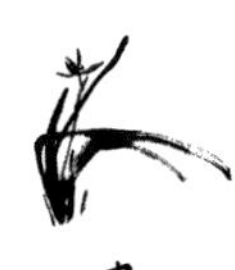

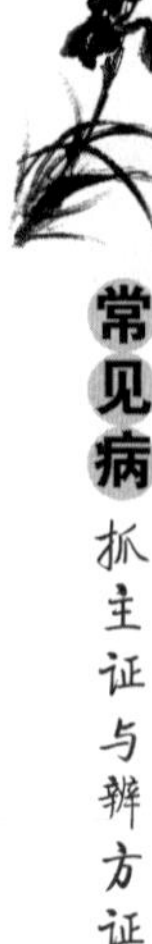

31. 尿血

			太阳病	阳明病	少阳病	太阴病	少阴病	厥阴病
气虚	气虚热							
	气虚寒					补中益气汤、归脾汤、无比山药丸		
津虚	津虚热							
	津虚寒					归脾汤		
血虚	血虚热							
	血虚寒							
虚热								
虚寒								
气滞	气滞热							
	气滞寒							
湿水饮痰*食积	（痰）湿热	痰热						
		湿热		八正散、石韦散、小蓟饮子、程氏萆薢分清饮、导赤散、五淋散、猪苓汤				
	寒湿（痰）	痰湿						
		寒湿				知柏地黄汤		
	食积							
血瘀	血瘀热							
	血瘀寒							

续表

实热			知柏地黄汤				
实寒							
表证	表实						
	表虚						
半表半里	实热						
	虚寒						

医案 1

张某，男，48 岁，因尿血于 1969 年 4 月来诊。主诉：近半年来曾服用清心泻火、凉血止血之剂（导赤散、小蓟饮子加减），尿血无明显改善。诊见：神疲乏力，腰膝酸软，舌红苔薄，脉细数。尿常规：红细胞满视野。

诊后思忖：此乃久病多虚，结合脉证，肾阴亏，虚火旺，灼伤脉络所致。故非心经实火，非芩连之所宜。试投滋肾阴、清虚火、凉血止血之剂，用知柏地黄汤加味：生地 30g，山药 25g，知母 15g，黄柏 15g，丹皮 12g，茯苓 15g，地骨皮 15g，旱莲草 15g，小蓟 15g。水煎服，每日 2 剂。连服 6 剂，病无进退，又进 6 剂，反添五心烦热、胸闷纳少等症。

窃思，丹溪曰："血之妄行，未有不因热之所发"，为何本病清热泻火不效，滋阴凉血亦不应，莫非脾肾气虚，统摄无权？未等以补脾益肾试治，患者去我伯父家求治，三日后，持一方来取药，伯父在原方中加入荆芥 12g，升麻 6g，柴胡 6g，服药 3 剂，诸症均减，又服 6 剂，尿常规化验：红细胞少许。继以上方减量服 5 剂，并服六味地黄丸调理而愈。

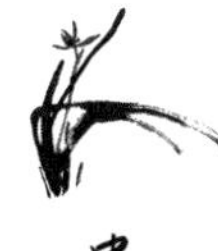

按语：本案是笔者在农村保健站时所治。病虽愈，而我百

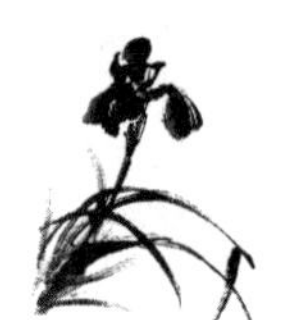

思不解，问伯父，滋阴凉血剂中为何佐以辛散升阳之品？伯父回答说：病虽阴虚血热，然而久用寒凉，火被寒郁，寒热格拒，形成郁火。《内经》云："火郁发之"。佐以升柴既有"火郁汤"之意，又有"下病取上"之理。荆芥温散而不燥，且有止血之功，用于本证最宜。《灵枢·师传》有"热无灼灼，寒无沧沧"之教，《景岳全书》有"阴中求阳"、"阳中求阴"之验，临证用药不可不遵。你之治疗，辨证选方无误，而为药所误，是因用药不活所致。（《医林误案》）

医案2

一张姓患者，1978年冬末来诊。素体健壮，6个月前突患尿血，两次入院治疗，经多项检查，均未见异常，服中西止血药皆罔效。现症：口干，头晕，心胸烦闷，手足心热，纳呆，腰酸，尿赤间有余沥，便时无涩痛，舌质红，脉沉弦。尿检：红细胞（+++），白细胞0~3，尿培养（-）。依心火移于小肠，迫血妄行之病机，用小蓟饮子加减，水煎服。连投4剂，诸症未减。

窃思之，《内经》有"胞移热于膀胱，则癃溺血。"本案尿赤但无涩痛，符合"痛为血淋，不痛为尿血"之义，其口干、心烦、舌红、脉沉弦乃心经火热之征。以小蓟、生地黄、木通、栀子、淡竹叶等清心泻火，凉血止血，证治相宜，罔效何由？重读《景岳全书》，书中言："凡溺血证，其所出之由有三：盖以溺孔出者有二，从精孔出者一也……但病在小肠者，必从溺出，病在命门者，必从精出……而治之之法，亦与水道者不同。”复审证情始悟，一则病属久病未愈；二则尿赤虽无涩痛，但有滴沥、腰酸等属肾经亏虚之象；三则口干、心烦、头晕亦非为心火，乃肾阴亏耗所致，舌质红、手足心热均属虚火上炎、浮阳上越之征。纵而观之，此案本于纵欲伤肾，命门火衰，阴虚火炽，血液妄行自精孔而出。权衡全证，去伪存真，遂改投知柏地黄丸加减：熟地黄 15g，山茱萸 20g，山药 25g，茯苓 15g，泽泻 10g，丹皮 15g，知母 20g，黄柏 15g，女贞子 20g，墨旱莲 15g，水煎服。9 剂后，患者诸症大减，继进 6 剂，尿色正常，诸症消失，尿检无异常，病愈。嘱服知柏地黄丸，每日一丸半，日服 3 次，以巩固疗效。2 个月后复查，未见复发，停服丸剂。(《北方医话》)

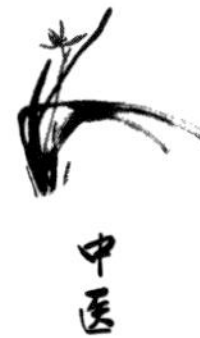

32. 消渴

			太阳病	阳明病	少阳病	太阴病	少阴病	厥阴病
气虚	气虚热							
	气虚寒					玉泉丸、七味白术散		
津虚	津虚热			消渴方、二冬汤、玉女煎				
	津虚寒					玉泉丸、生脉散		
血虚	血虚热							
	血虚寒							
虚热				增液汤、玉液汤、益胃汤				
虚寒								
气滞	气滞热							
	气滞寒							
湿水饮痰*食积	（痰）湿热	痰热						
		湿热		桂苓甘露饮、猪苓汤				
	寒湿（痰）	痰湿				五苓散		
		寒湿				六味地黄丸		
	食积							
血瘀	血瘀热							
	血瘀寒							

续表

实热			消渴丸、二冬汤、玉女煎、增液承气汤、白虎加人参汤、五味消毒饮、泻心汤、竹叶石膏汤				
实寒							
表证	表实						
	表虚						
半表半里	实热						
	虚寒						

医案 1

侄媳郑氏。经停 6 个月，忽患消渴，家人以为妇人之病，有关经产，请专科治之。乃专科不问皂白，妄作疟治，罔效。

余诊其脉，左关尺颇涩，右三部重按至骨，却不能应指，心窃疑之，以为消证脉候，未必如此；若断为经停而用通利，因有鉴于妊娠，其脉象有类于是。凭诸脉，脉有时而不足凭；凭诸证，恐亦难必其效。辗转思维，别无良策，望、问之余，侄媳并详述前医作疟治之非，据云起居动作，勉可支撑，所虑者，夜间口渴，非有斗水，不能填其欲壑，言下颇有栗栗危惧之意。予连诊 4 次，仿丁氏肺肾兼治，沙参、麦冬、石斛、肾气丸。复诊，用酸敛止渴。三诊，用白术散加葛根，及肝火上炎，柔金被克之例，无不用过，均乏应效。

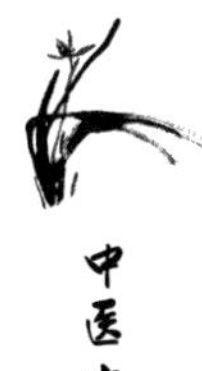

正思改弦易辙，乃忽患鼻衄，盖倒经也。当此之时，病机

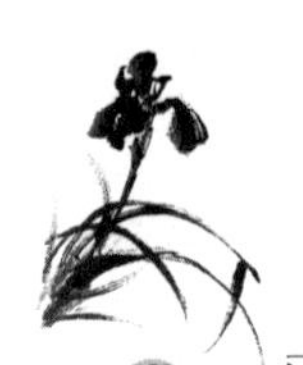

已昭，谁不能用平肝通瘀之剂哉？但病者因此失彼，遂仓皇改就他医，用大剂石膏、知母、元参等药，冀希渴止，反致中阳替陵，胃纳索然。延至年底，偶与其姑口角，肝郁之极，心中疼然，气自上冲，所幸经水适至，肝郁尚有疏泄之机。余至斯，不觉恍然大悟也。夫厥阴内寄相火，其脉贯膈夹胃，前之消渴，今之脘痛，正因此故。宗仲师乌梅丸法，制小其剂，接服而瘥。（《勉斋医话》）

医案2

妇人，58岁。患肝硬化腹水，经中西医结合治疗后，腹水消退，逢夜胸膈烦热，口渴喜饮，舌尖红，苔根黄糙，脉细涩。

先以为热入阳明，因阳明为多气多血之乡，热在阳明气分则消渴，热在阳明血分则夜热，故以玉女煎清热滋阴，药后无济于事。细审病情，脘腹拒按，由来已久，久延入血，拒按为瘀，瘀血属阴，故夜热如焚。方用桃红四物汤合失笑散加减：当归9g，赤芍9g，桃仁9g，红花6g，五灵脂9g，丹皮12g，炙鳖甲15g，生蒲黄9g，炒枳壳6g，炒元胡9g，酒炒大黄9g。服药5剂，内热、口干均减，仍以此方调理10余剂，渴止。

按语：本案患者素有肝硬化病史，虽然腹水消退，但肝脾瘀血硬化之本仍在，现病主症为消渴，瘀血内阻，津液输布失常，津不上承可见口渴。患者脘腹拒按、脉细涩亦为瘀血体征。《金匮要略》云：“病者如有热伏，烦满，口干燥而渴，其脉反无热，此为阴伏，是瘀血也。”本案前治不明瘀血致渴机理，见消渴就以清热滋阴为治，故治疗无效。就临床实践经验，瘀血阻滞而引起口渴者，在糖尿病、冠心病、肝硬化病例中并不少见，应引起重视，注重活血化瘀法在此类病证中的应用。(《医林误案》)

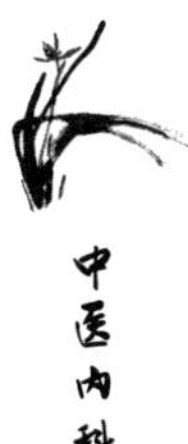

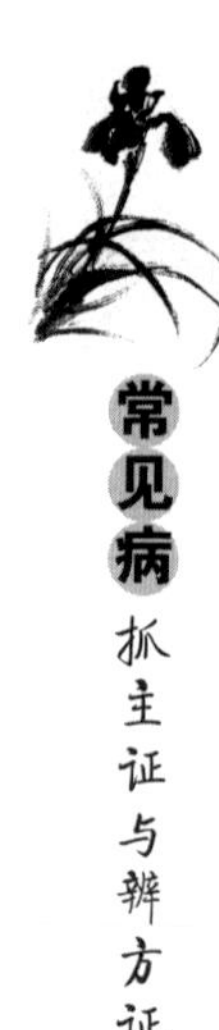

33. 汗证

			太阳病	阳明病	少阳病	太阴病	少阴病	厥阴病
气虚	气虚热							
	气虚寒					玉屏风散、甘麦大枣汤、补中益气汤、牡蛎散		
津虚	津虚热							
	津虚寒							
血虚	血虚热							
	血虚寒							
虚热								
虚寒						黄芪建中汤		
气滞	气滞热							
	气滞寒							
湿水饮痰*食积	（痰）湿热	痰热						
		湿热		龙胆泻肝汤、四妙丸				
	寒湿（痰）	痰湿						
		寒湿				麦味地黄丸		
	食积							
血瘀	血瘀热							
	血瘀寒							

续表

实热			当归六黄汤、白虎汤、白虎加人参汤、竹叶石膏汤、清骨散				
实寒							
表证	表实						
	表虚	桂枝汤、玉屏风散、防己黄芪汤					
半表半里	实热						
	虚寒						

医案 1

何某，男性，39 岁，于 1973 年 4 月 9 日来诊。其证系甲状腺瘤摘除后，身体较弱，为疏活血消瘿之剂。4 月 19 日复诊，自诉服前药几剂后，又服抗甲状腺西药，服后汗出不止，且恶风，每天感冒二三次，虽处密室也不免，颇苦恼。诊其脉弦大，舌有齿痕而胖。

余断为疏解肌表有过而伤表阳，致使不能卫外，津液因之不固而外泄，且畏风感冒。这与伤风的自汗不同，彼责之邪实，此责之表虚，彼宜散，此宜补，因投以玉屏风散，为粗末，每用 9g，日煎服 2 次，服一月为限，观后果如何。服前散剂 20 日后，又来复诊，云汗已基本不出，感冒亦无。诊其脉，弦大象亦减，唯舌仍胖大。嘱再续服 10 天，以竟全功。

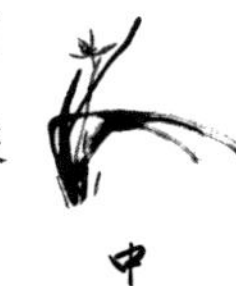

这个方剂出自危亦林《世医得效方》，治风邪久留不散及卫虚自汗不止。王肯堂《证治准绳》名白术黄芪汤，治风虚汗多。

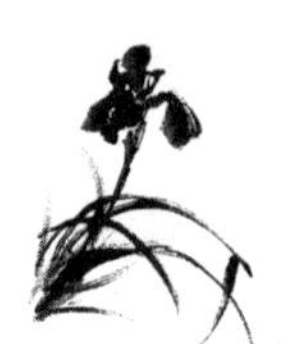

我往年尝以玉屏风散作汤用，大其量，治表虚自汗，3～5剂后，即取得汗收的效验。但不日又复发，再服再效，再复发，似乎此方只有短效而无巩固的长效作用。后见我院蒲辅周老医师治疗这种病证，用散剂，每日服9g，坚持服到1个月，不独汗止，且疗效巩固，不再复发。我才恍然悟到表虚自汗，是较慢性的肌表生理衰弱证。想以药力改变和恢复生理，必须容许它由量变达到质变，3～5剂汤剂岂能使生理骤复？即复，也是药力的表现，而不是生理的康复。因之现在每遇表虚自汗证，唯取散剂持续治之，比较长期的服用，结果疗效满意。

又蒲老用玉屏风散，白术量每超过黄芪量。考白术是脾胃药而资其健运之品，脾健则运化有权，慢性病注重培本是关键问题。此方加重白术用量，是有其意义的。

回忆在初学医时，读李东垣《脾胃论》，见好多方剂下都标明“为粗末，每服三四钱”，心窃非之，认为这样小量，能起到治疗作用吗？所以每在临床之际，使用东垣方剂时，却自以为是地把散剂擅改作汤剂用，药量之大，超出原方数倍。这样用在疗效上固无多大体会。直到近年使用玉屏风散原方后，才知道以前对东垣制方用量的认识不仅不够，而且是错误的。脾胃的慢性病，是由逐渐积累而形成的，是损及了脾胃生理功能的，病程既久，不是一朝一夕服几剂大剂量汤药所能医治过来的。由此可知，东垣所制方剂是有其实践基础的。(《岳美中医学文集》)

医案2

“通阳不在温，而在利小便”（叶天士《外感温热篇》），提示后学在处理外感湿热郁阻阳气的病证时，应与杂病阳虚的病证区别。就是说，杂病证见阳虚，可用温补阳气法，湿热证见阳衰（实为阳气抑郁），则不可温阳，而必须用化湿通阳法。温阳与通阳有着本质的不同。阳气之得温与不得温，主要测之于四肢厥逆之得回不得回；阳气之得通不得通，主要测之于小便之得利不得利。温阳立足扶正，通阳立足祛邪。一寒一热，一虚一实，必须明辨。否则，差之毫厘，谬以千里。

1981年诊治患者陈某，因阑尾炎手术后低热不退，由家属扶来就诊。粗略一看，面色苍白，头汗淋漓，并且四肢厥冷，给人印象疑似汗多亡阳证。详细诊察，其实不然。患者除上述症状外，自觉全身乏力，纳差，特别是汗出而黏，有汗臊味，发热在午后，舌苔黄厚而腻，脉濡数，更问其小便，告以色黄而短。

审证求因，遂断为湿热证。其病机由于热处湿中，湿遏热外，故头汗出；湿遏热伏，热势不畅，故下午低热；湿为重浊阴邪，抑郁阳气，故全身乏力、四肢不温、面色苍白；湿热互结，气化不利，故尿黄而短；舌苔黄厚而腻、脉濡数均为湿热内蕴之象。

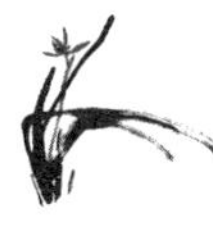

遵叶天士“通阳不在温，而在利小便”之意，拟用分消宣化之法，通利小便，使三焦弥漫之湿下达膀胱而去，阴霾湿浊之气既消，阳气得通，则热邪自透矣。选三仁汤加藿香、佩兰

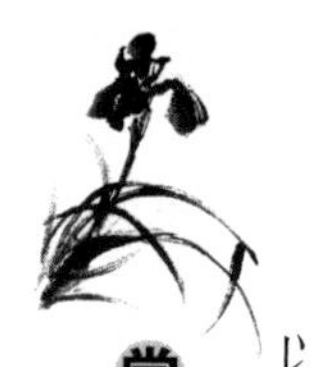
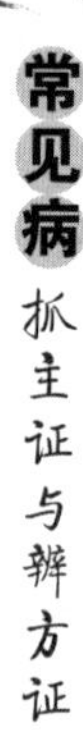

以增强其化湿之力，加黄芩以增强其清热之功。患者服 3 剂后，病减一半，继服 4 剂后，诸症渐愈。(《北方医话》)

医案 3

忆余离校行医之初，曾治尹姓男孩，年 5 岁。患汗证历年，衣履常湿，夜卧尤甚，迭治未效。刻下神疲体瘦，面色少华，寐中时发惊惕哭闹。察知脉弱而小数，舌红而苔薄黄。

诊后暗忖，患儿汗液外泄，无关天气冷热，又未见外感征象，当属内伤。内伤汗证，古有自汗、盗汗之分，病机则有阳虚阴虚之殊。此儿汗出不限夜卧，可称自汗，自汗则为阳虚，然其脉舌又呈阴虚表现。骤遇此等疑似复杂病证，殊难果断。权拟当归大黄汤加浮小麦，滋阴清热，固表止汗，企望中的，服 4 剂而不效。复更牡蛎散加党参、白术，益气实表，敛阴潜阳而止自汗，服 4 剂患儿病仍如昔。余再三考虑，莫能施方，自愧学医不精，经验不足，只好谦躬让贤，劝其母另就高手。

1 个月后，尹母携儿来院探望亲戚。余见病孩精神活泼，肌肉丰腴，遂问及汗证之治。谓经服某老农所授单方 4 次，汗止睡安，体质转健。单方组成是：酸枣仁、生黄芪、浮小麦各 12g，鸡蛋 1 个，红糖适量，隔水蒸服，每日 1 次。

当晚，余伏案冥思苦索：黄芪、浮小麦，两次处方都已遣用，所异者，唯酸枣仁耳。翻阅《中药学讲义》，见本品有敛汗功效，书中所引《本草纲目》亦云："酸枣实疗烦渴虚汗之证。"于是茅塞顿开，恍然悟及《内经》明训："心之液为汗。"

汗血本为同源，古有“夺血者无汗，夺汗者无血”之箴言，提示汗与血病理上密切相关。

此儿汗出缠绵，势必血虚津伤。血为心所主，性质属阴，心阴不足，心阳易动，汗出更甚。血不养心，心神不宁，故出现寐中惊惕哭闹。单方内应用酸枣仁养心宁神敛汗，正系治汗之源，所谓“治病求本”是也；更添黄芪固表，浮小麦止汗，鸡蛋养血滋阴，红糖色赤入心，引药达病所。此方药看似平淡无奇，实则法度谨严。民间老农虽未必深知医理，但方证吻合，自然桴鼓相应。此方简验，易为小儿服用。后遇类似汗证，投以本方，每收良效。追溯往事，迄今虽历二十春秋，而记忆犹新。余感受之深，非独单方之灵效，尤因“实践出真知”之难忘矣。今录此案，聊供后学借鉴。(《黄河医话》)

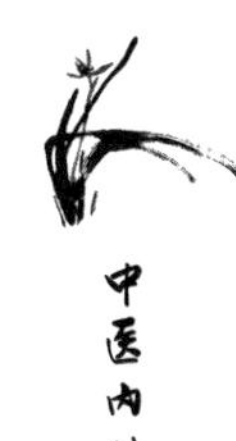

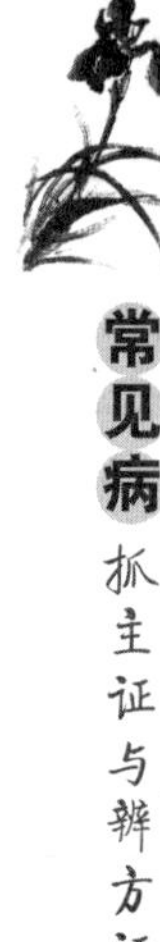

34. 痹证

			太阳病	阳明病	少阳病	太阴病	少阴病	厥阴病
气虚	气虚热							
	气虚寒					蠲痹汤		
津虚	津虚热							
	津虚寒					身痛逐瘀汤		
血虚	血虚热							
	血虚寒							
虚热								
虚寒						阳和汤		
气滞	气滞热							
	气滞寒							
湿水饮痰*食积	(痰)湿热	痰热						
		湿热		宣痹汤、犀角丸、四妙丸、白虎加苍术汤、当归拈痛汤				
	寒湿(痰)	痰湿				双合汤		
		寒湿				桂枝芍药知母汤、乌头汤、薏苡仁汤、独活寄生汤、真武汤、附子汤、肾著汤		
	食积							
血瘀	血瘀热							
	血瘀寒					双合汤		

续表

实热			五味消毒饮、九味羌活汤				
实寒							
表证	表实	桂枝芍药知母汤、防风汤、乌头汤、薏苡仁汤、麻杏苡甘汤、羌活胜湿汤、九味羌活汤、当归拈痛汤					
	表虚	蠲痹汤、独活寄生汤、身痛逐瘀汤					
半表半里	实热						
	虚寒						

医案 1

于某，男，43 岁，1993 年 11 月 29 日初诊。左侧肩背疼痛酸胀，左臂不能抬举，身体不可转侧，痛甚之时难以行走，服西药“强痛定”可暂止痛片刻，旋即痛又发作，查心电图无异常，某医院诊为“肩周炎”，病人异常痛苦。刘老会诊时，自诉胸胁发满，口苦，时叹息，纳谷不香，有时汗出，背部发紧，二便尚调。视舌质淡，舌苔薄白，切其脉弦。

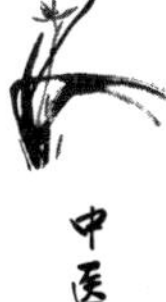

辨为太阳少阳两经之气郁滞不通，不通则痛也。治当并去太少两经之邪，和少阳，调营卫，方选柴胡桂枝汤加片姜黄：柴胡 16g，黄芩 10g，半夏 10g，生姜 10g，党参 8g，炙甘草 8g，桂枝 12g，白芍 12g，大枣 12 枚，片姜黄 12g。服 3 剂，背痛大

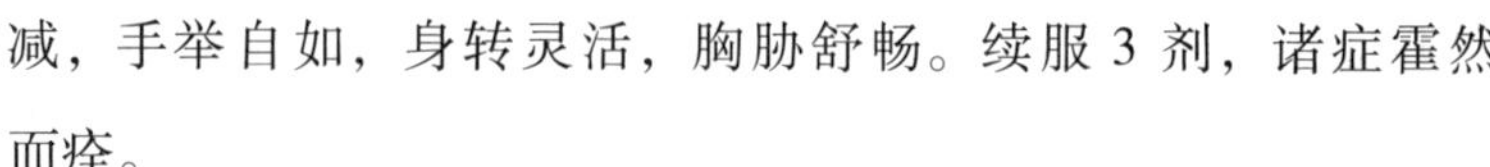

减，手举自如，身转灵活，胸胁舒畅。续服 3 剂，诸症霍然而痊。

按语：刘老认为，治疗肩背痛当抓住太阳、少阳、督脉三经。肩部为少阳经，肩痛多用小柴胡汤和解；背部为太阳经，背痛可用桂枝汤治疗。久痛入络者，其血必结，可加片姜黄、桃仁、红花、川芎等药活血通络止痛，若背痛连及腰部，头身困重而苔白腻，妇女兼见白带量多者，常用羌活胜湿汤而取效。案中所用之方为小柴胡汤与桂枝汤合方，叫做“柴胡桂枝汤”，以小柴胡汤和解少阳经中之邪，以桂枝汤解肌调和营卫，以解太阳经中之邪。

临床上，刘老常用柴胡桂枝汤治疗以下几种疾病，疗效较佳：

（1）慢性肝炎、早期肝硬化：证见肝脾肿大，腹胀，胁痛如刺，面色黧黑，舌质紫暗，边有瘀斑，脉来沉弦。化验检查见 A/ G 倒置、TTT 增高等。常用本方去人参、大枣，加鳖甲、牡蛎、土元、茜草、红花等软坚化瘀之品，坚持服药一两个月，每收良效。

（2）肝气窜证：患者自觉有一股气在周身窜动，或上或下，或左或右，或前或后。凡气窜之处，每有疼痛和发胀之感。若以手拍打痛处，还可见嗳气、打嗝，其后症状缓解。本证以老年妇女较多见。

（3）风痹夹有肝气郁证：风湿性关节炎肢节烦痛的同时，兼见胸胁苦满，或胁背作痛者，而有很好的疗效。（《刘渡舟验

案精选》）

医案2

患者伍某，年五十余，1983年因感冒，反复发热3个月，近3周加重，故来住院治疗。诉患风湿性心脏病二十余年，但无关节疼痛。今年暑夏之际，不慎受惊，壮热不已，服药稍挫，停而复炽，午后热甚，汗出而热不解，心神烦乱，气短乏力，少腹胀满，口干不思饮，纳食不香，大便不爽，尿赤涩痛。望其面色白，爪甲无华，舌质淡红，苔黄厚腻。闻其语声低微，口出臭气，切之其肌肤灼热，脉洪数无力。结合临床化验、胸透结果，诊断为风湿性心脏病伴肺部感染。医未考虑其有风湿活动，辨证为外感湿热病，热重于湿，随予甘露消毒丹加清热解毒之品服之，无效，又更方银翘白虎汤加苍术、黄芩、青蒿之类日进两剂，并静脉滴注清气解毒剂（虎杖、败酱草、鱼腥草、肿节风）400ml/d。施药周余，患者肺部啰音虽消失，但高热不退，反增腹痛、便溏，此乃苦寒伤胃之症。医生又据其少腹胀满、尿赤涩痛，误认为湿热移下焦，又改方柴芩汤加黄连、太子参、土茯苓等，日进2剂，并静脉滴注清开灵80ml/d。旬日患者热势仍未挫，体温波动在39℃~40℃间。

邀余会诊，余细询其病史，洞察其证候，端详化验，确认本案为少见的缺乏关节疼痛特征的活动性风湿病，当属中医的湿热痹证。患者久病正虚，高热长期不退，汗出而热不解，偶有恶寒、肢体困倦、少气懒动、口干不思饮、纳食不香、尿赤

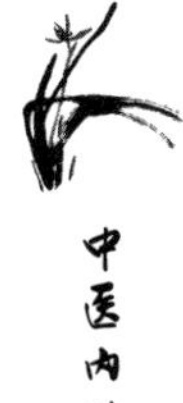

涩痛、大便不爽等，苔黄厚腻，实乃湿热弥漫三焦，充斥表里内外，而以中焦为主，乃更方当归拈痛汤加减，扶正祛邪，解表里内外弥漫三焦之湿热。药用当归10g，羌活、防风、白术、知母各12g，忍冬藤、苦参、猪苓、太子参各30g，茵陈、葛根、泽泻各24g，生地黄15g，日进2剂。患者体温5日复常，诸症悉除，除胸片心脏未改变外，各项指标复常。

总结本案经验教训有三：

（1）仅凭肺部体征及血象改变，而无咳嗽、咯痰等症状，误认为热从肺来，治疗无效，迁延病程。

（2）仅凭少腹胀满、尿赤涩痛、尿常规有轻微改变，而尿细菌培养阴性，又误以湿热蕴结下焦为主论治，结果旬日余而热不解。

（3）未考虑“常中之变”。虽无关节肿痛，但有风湿活动的其他证据，或湿热痹证的证候特点，亦可诊断为活动性风湿病。其实《素问·痹论》早就指出：“痹……或痛、或不痛、或不仁、或寒或热、或燥或湿，其故何也？其不痛者不仁者，病久入深，营卫之行，经络时疏，故不通。”故可见痹证亦可没有关节疼痛，应引以为训。（《长江医话》）

中医外科

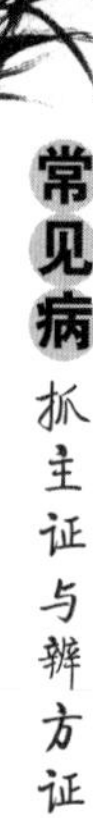

1. 热疮

			太阳病	阳明病	少阳病	太阴病	少阴病	厥阴病
气虚	气虚热							
	气虚寒							
津虚	津虚热							
	津虚寒							
血虚	血虚热							
	血虚寒							
虚热				增液汤				
虚寒								
气滞	气滞热							
	气滞寒							
湿水饮痰*食积	湿热（痰）	痰热						
		湿热		龙胆泻肝汤、普济消毒饮				
	寒湿（痰）	痰湿						
		寒湿						
	食积							
血瘀	血瘀热							
	血瘀寒							

续表

实热			辛夷清肺饮、黄连解毒汤、竹叶石膏汤、栀子金花汤、五味消毒饮、四妙勇安汤、仙方活命饮				
实寒							
表证	表实						
	表虚						
半表半里	实热			龙胆泻肝汤、普济消毒饮、小柴胡汤			
	虚寒						

医案 1

钟某，女，39 岁，1993 年 11 月 3 日初诊。患者于半年前因病服用“复方新诺明”发生过敏，周身皮肤发红，瘙痒不已。西医诊为“大疱性表皮松懈萎缩型药疹”。多方医治罔效，患者特别痛苦，经他人协助，从四川辗转来京请刘老诊治。现全身皮肤通红，灼热，瘙痒难耐，表皮片片脱落，每日可盈一掬，面色缘缘正赤，目赤羞明，不愿睁视，口干鼻燥，咽痛，月经半年未行，小便色黄，大便质软，一日两行，舌绛，苔白厚腻，脉滑。

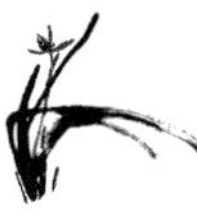

初辨为热毒深入营血，用“清营汤”、“犀角地黄汤”等清营凉血解毒等法，疗效不明显。刘老综合脉证，思之良久，顿悟此证为热毒郁于阳明之经，阳明主肌肉，故见皮肤发红，瘙痒，其面缘缘正赤，反映了阳明经中邪气未解之象，治以升散

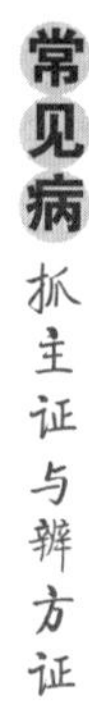

阳明经中久蕴之邪，方用升麻葛根汤。升麻 10g，葛根 16g，赤芍 18g，炙甘草 8g。药服 5 剂，面赤、身痒减轻，患者信心倍增。由于近日感冒，微发热恶寒，为太阳表邪之象，阳郁在表，“以其不得小汗出”，则更助其身之痒，乃用“桂枝麻黄各半汤”。为疏：麻黄 3g，桂枝 10g，杏仁 10g，白芍 10g，生姜 10g，炙甘草 6g，大枣 10 枚，3 剂。服药后微微汗出，已不恶寒，食眠均佳。昨日月经来潮，经量、经色正常，此表邪已解，续用升麻葛根汤，以清阳明热毒。经治月余，患者皮肤颜色渐转为淡红色，已不脱屑，诸症遂安，欣然返乡。

按语：刘老临证，十分强调抓住主症，但绝大多数疾病，其病情往往是复杂多变，故抓主症并非易事。本案因皮肤发红，见有舌绛，初辨为热入营血，以清营凉血治之，收效不显，说明抓主症有误。本案虽有舌绛等波及营血之象，但脉不细数而滑，苔不光而反厚腻，又无身热夜甚，以及出血之症，说明热邪并未全部深入营血。观皮肤瘙痒，伴面色正赤、目赤、口鼻干燥、咽喉疼痛等症，实为热郁阳明气分之证，阳明主肌肤，其脉行于头面。《素问·热论》曰：“阳明主肉，其脉夹鼻络于目，故身热，目疼而鼻干。”由于风热毒邪郁滞阳明，所以治疗既不宜白虎类以辛寒清解，又不宜黄连解毒汤等苦寒直折，唯宜升达发散之法，使毒邪外出。否则，寒凉郁遏，毒邪内伏，未免关门留寇，贻害无穷。

升麻葛根汤善于透解阳明风热邪毒，主药升麻散阳明风邪，升胃中清阳，解毒透热；葛根轻扬发散，开腠理，升津液，除热祛风；配芍药和营泄热。因本案已波及营血，故用之正为适宜；甘草益气解毒。芍、甘相合，又养阴和中，使透散之余不伤气阴。服用本方能使阳明郁热从表而散，从而阻断毒热内陷之途经。

后患者因感冒，兼阳气怫郁在表之证，故暂予桂麻各半汤轻发其汗，以除表邪。表解之后，再予升麻葛根汤透发，使热毒尽散，病终获愈。可见，辨证若抓住了主症，治疗得法，则疗效非凡。(《刘渡舟验案精选》)

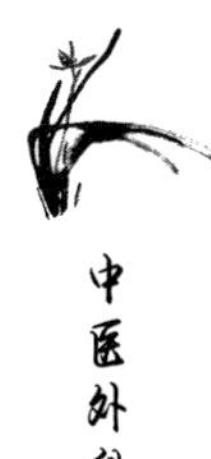

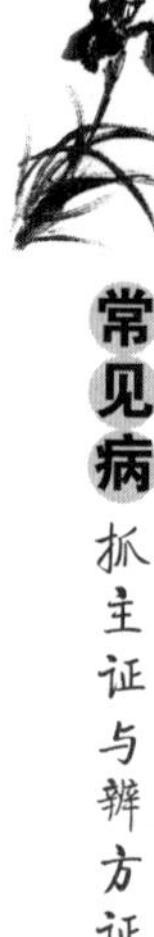

2. 蛇串疮

			太阳病	阳明病	少阳病	太阴病	少阴病	厥阴病
气虚	气虚热							
	气虚寒							
津虚	津虚热							
	津虚寒							
血虚	血虚热							
	血虚寒							
虚热								
虚寒								
气滞	气滞热				柴胡疏肝散			
	气滞寒							
湿水饮痰*食积	(痰)湿热	痰热						
		湿热		龙胆泻肝汤				
	寒湿(痰)	痰湿				除湿胃苓汤、五苓散		
		寒湿						
	食积							
血瘀	血瘀热			桃红四物汤				
	血瘀寒							
实热				大柴胡汤				
实寒								
表证	表实							
	表虚							

续表

半表半里	实热			龙胆泻肝汤、小柴胡汤、大柴胡汤			
	虚寒						

医案

苗某，男，68 岁。初诊日期：1994 年 5 月 8 日。右下胸胁及右背剧烈疼痛 6 天，起水疱伴奇痒 2 天。6 天前右下胸胁及右背开始疼痛，痛如针刺、如火烤，触碰奇痒难忍，无法入睡。服扑炎痛、芬必得、维生素 B_1 等症状未改善。刻诊：右下胸胁部散在疱疹，蔓延至右后肋间，密集成簇水疱，大小如秫米、如绿豆，基底红色，且瘙痒，抓破皮损后有淡红色血水样分泌物，疼痛剧烈，灼热不能触摸，胸闷，脘腹胀满不适，纳差，四肢倦怠乏力，大便稀而不爽，小便略黄，苔白厚腻，脉濡数。

诊为蛇串疮，辨为脾经湿热内蕴。治以利湿解毒，宣通经络。拟甘露消毒丹、中焦宣痹汤化裁：白蔻、藿香各 10g，茵陈、碧玉散各 25g，连翘、栀子、萆薢、白鲜皮、地肤子、郁金、玄胡各 15g，苡仁、赤小豆、蚕沙各 30g，连服 3 剂。嘱忌食肥、甘、腥、辛、燥之品。

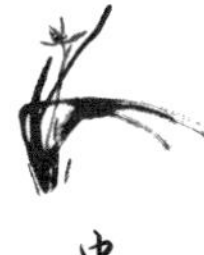

二诊：服上方 3 剂后部分疱疹已蔫瘪，纳谷增，瘙痒刺痛减，能入睡。治以解毒利湿，通络化瘀，拟清瘟败毒饮加减：黄连、丹皮、栀子、丝瓜络、全蝎各 10g，玄参、连翘、赤芍、姜黄、法夏、地肤子、白鲜皮各 15g，赤小豆、蚕沙各 30g，3 剂。

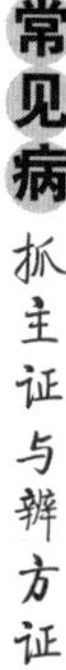

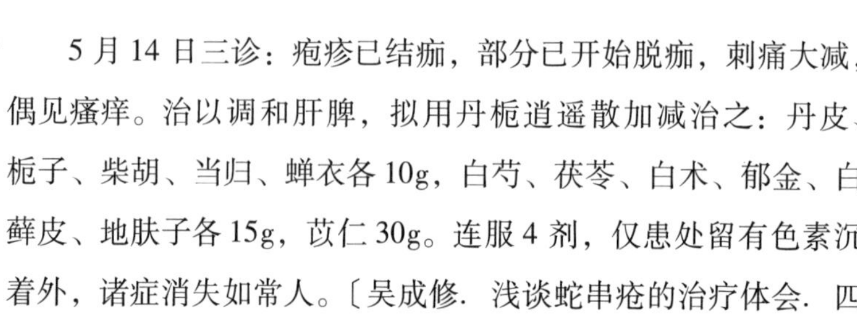

5月14日三诊：疱疹已结痂，部分已开始脱痂，刺痛大减，偶见瘙痒。治以调和肝脾，拟用丹栀逍遥散加减治之：丹皮、栀子、柴胡、当归、蝉衣各10g，白芍、茯苓、白术、郁金、白藓皮、地肤子各15g，苡仁30g。连服4剂，仅患处留有色素沉着外，诸症消失如常人。〔吴成修. 浅谈蛇串疮的治疗体会. 四川中医，1996，14（1）：14〕

3．癣

			太阳病	阳明病	少阳病	太阴病	少阴病	厥阴病
气虚	气虚热							
	气虚寒							
津虚	津虚热							
	津虚寒							
血虚	血虚热							
	血虚寒							
虚热								
虚寒								
气滞	气滞热							
	气滞寒							
湿水饮痰*食积	（痰）湿热	痰热						
		湿热		龙胆泻肝汤、苦参汤、四妙散、萆薢渗湿汤、五神汤				
	寒湿（痰）	痰湿				除湿胃苓汤		
		寒湿						
	食积							
血瘀	血瘀热			桃红四物汤				
	血瘀寒							
实热				消风散				
实寒								
表证	表实							
	表虚		消风散					

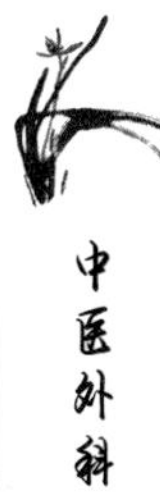

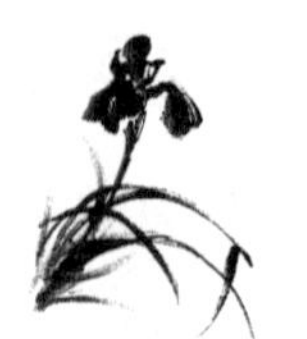

续表

半表半里	实热			龙胆泻肝汤			
	虚寒						

医案

我曾治一女病人刘某，患白疕一年，曾经过中医治疗，内服清热解毒凉血剂40余剂后，症状减轻，但全身症状加重，转诊于我。患者自述心悸气短，自汗，神疲乏力。望其面色不华，唇淡，舌质淡，脉沉细无力。

此属气血两虚。白疕初期阶段，毒热壅盛，可服清热苦寒之品，但已服苦寒之药40余剂，胃气已伤，心气不足，心失濡养，气虚不固，阳不卫外则自汗，汗乃心之液，汗多阳气亦耗，以致气阴两损。损者益之，虚者补之，拟以益气健脾养血，佐以安神：生黄芪15g，党参、当归、白芍、玄参、花粉、夜交藤各12g，焦白术、熟地、远志各10g，陈皮、炙甘草各6g，配合外擦止痒药水。用党参、黄芪、白术以补虚益气，建中固表；熟地以补血滋阴；当归、白芍以养血敛阴；夜交藤、远志以养心安神止痒；玄参、花粉滋阴生津止渴；陈皮、炙甘草理气健脾，和胃调中。共服50余剂而获痊愈。(《燕山医话》)

4. 湿疮

			太阳病	阳明病	少阳病	太阴病	少阴病	厥阴病
气虚	气虚热							
	气虚寒							
津虚	津虚热							
	津虚寒							
血虚	血虚热							
	血虚寒							
虚热								
虚寒								
气滞	气滞热							
	气滞寒							
湿水饮痰*食积	(痰)湿热	痰热						
		湿热		龙胆泻肝汤、苦参汤、四妙散、萆薢渗湿汤、五神汤、消风导赤汤				
	寒湿(痰)	痰湿				除湿胃苓汤		
		寒湿				薏苡附子败酱散		
	食积							

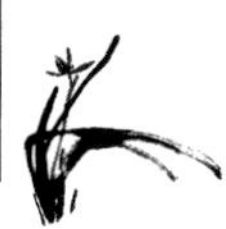

中医外科

续表

血瘀	血瘀热		桃红四物汤、四物消风饮				
	血瘀寒						
实热			消风散、麻黄连翘赤小豆汤				
实寒							
表证	表实	桂枝麻黄各半汤、麻黄连翘赤小豆汤					
	表虚	消风散、四物消风饮					
半表半里	实热			龙胆泻肝汤			
	虚寒						

医案

亚某，女，65岁，1993年9月19日就诊。患者得一奇病，于颈下衬衣第一粒纽扣处（即天突穴）生一瘾疹，约钱币大，其色浅黄，边缘不清，时隐时现，奇痒无比，搔破则有津水渗出。遇冷则减，遇热加剧。每年发作数次，多方医治罔效。问其二便，曰大便干结，舌红绛而裂，脉弦。

本案所见为《医宗金鉴》所载的“纽扣风”。此证生于颈下天突穴之间。因汗出之后，邪风袭于皮里，起如粟米，搔痒无度，抓破津水，误用水洗，则浸淫成片。本案之“纽扣风”为汗出当风，风热夹湿浸淫血脉，郁于肌腠而发。治当以疏风为主，兼以清热利湿，唯“消风散”为合拍。《医宗金鉴》说：“消风散，治纽扣风，搔痒无度，抓破津水，亦有津血者。”方中荆芥、防风、牛蒡子、蝉衣疏散风邪，因其奇痒难忍，故加羌活、独活以助疏风止痒之力；以苍术苦温燥湿，苦参清热燥湿，木通渗利湿热；用石膏、知母以清热泻火。因热毒为甚，燥邪伤阴而大便干结，故加连翘、黄芩、大黄以清热通幽；风热夹湿，浸淫血脉，易伤阴血，故配当归、生地、胡麻，并加白芍以养血活血，滋阴润燥，此亦“治风先治血，血行风自灭”之意。

故用消风散加减。处方：荆芥 10g，防风 10g，连翘 10g，苦参 10g，黄芩 10g，当归 12g，生地 10g，苍术 10g，生石膏 12g，牛蒡子 6g，薄荷 3g，羌独活各 4g，白芍 10g，蝉衣 3g，木通 10g，炒胡麻 10g，大黄 6g（后下），知母 6g。医嘱：忌食辛辣油腻。

服药 5 剂，大便通利，则疹消痒止而病愈。(《刘渡舟验案精选》)

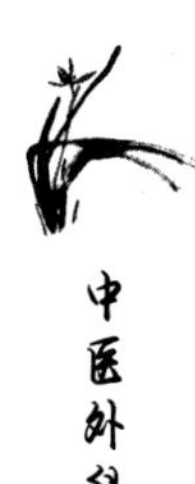

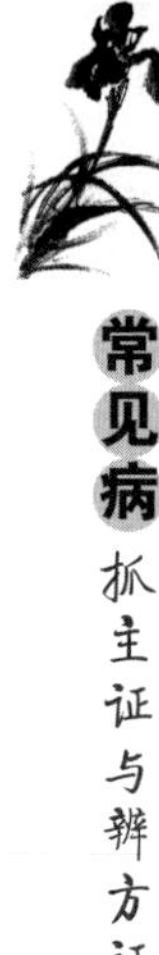

5. 乳核

			太阳病	阳明病	少阳病	太阴病	少阴病	厥阴病
气虚	气虚热							
	气虚寒							
津虚	津虚热							
	津虚寒							
血虚	血虚热							
	血虚寒							
虚热								
虚寒						桂枝茯苓丸、暖肝煎		
气滞	气滞热				逍遥散、小柴胡汤、柴胡疏肝散、四逆散			
	气滞寒							
湿水饮痰*食积	(痰)湿热	痰热						
		湿热		龙胆泻肝汤				
	寒湿(痰)	痰湿						
		寒湿						
	食积							
血瘀	血瘀热			桃红四物汤				
	血瘀寒							

续表

实热			丹栀逍遥散、大柴胡汤、越鞠丸、金铃子散					
实寒								
表证	表实							
	表虚							
半表半里	实热			丹栀逍遥散、龙胆泻肝汤、大柴胡汤				
	虚寒							

医案

余治一患者，年越三旬，育后4年患疾。双乳肿块，始左后右，先后不差半年。初按各约柿饼大，隐隐作痛，当时正值经前，用揉按热敷的方法，待经水过后能自行消散。经后肿块反渐增大，疼痛加剧，医者拟疏肝理气、化痰消减施治，方用逍遥散加减，经治1个月，痛略减轻，而肿块坚硬不软。后又四处求医，用药百余剂，症多无减。余视其人，面白无泽，形体消减，双乳高大，形如覆碗，皮色不变，质地坚实，触之拒按，胀痛缠绵，心悸肢冷，脉沉弦滑，舌淡苔白而腻。

据其见症，乃属血虚寒凝、气滞痰结，法当温经通络、化痰消结。方用阳和汤加三棱、莪术、夏枯草、香附等。投药6剂，嘱其舒畅情志，忌生冷发物。

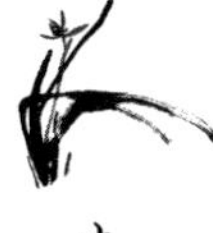

6剂药后，患者疼痛大减，肿块可近，但质地仍坚，未见缩小，此乃寒痰初化，经络略通，故治则同前，倍用白芥子，重

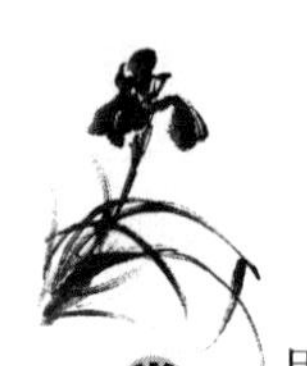

用三棱、莪术、鹿角胶，以助温阳补血、行气化痰之功。15 剂后，患者疼痛消失，肿块消散大半，推之移动，质地变软，继用前方，两乳痊愈。

按语：阳和汤始载于《外科证治全生集》，为血虚寒凝而设，主治一切阴疽，有卓效之称。余取其方治疗乳核，乃因本病虽经年累月，终不溃脓成疮，但据其两乳肿块，皮色不变，按之硬痛，乃属阴证病变，故取其方。

至于乳核（乳癖）的病因，常见是肝郁气滞以及由此所致的冲任失调，故在发病初期，拟疏肝理气、软坚散结法，可取功效。但病久肝郁及脾，痰气互结所致坚实的肿块，并非疏肝所能散。余认为温经通脉、破瘀散滞而消痰结之法，方可取效。方中重用熟地黄，温补营血；鹿角胶性温，养血助阳，化阴凝使阳和；麻黄、白芥子通阳散滞化痰；干姜、肉桂破阴和阳，温通经脉。诸药之功，使之癖块温化凝解，加三棱、莪术、香附、夏枯草，佐以行气破血化瘀软坚，取效更速，犹如离照当空，寒冰解冻，肿块速见消散。(《北方医话》)

6. 痔疮

		太阳病	阳明病	少阳病	太阴病	少阴病	厥阴病
气虚	气虚热						
	气虚寒				补中益气汤、归脾汤、举元煎		
津虚	津虚热						
	津虚寒						
血虚	血虚热						
	血虚寒						
虚热							
虚寒					桂枝茯苓丸、黄土汤、理中汤、四逆汤、桃花汤		
气滞	气滞热		凉血地黄汤、止痛如神汤				
	气滞寒						

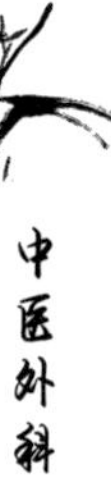

续表

湿水饮痰*食积	（痰）湿热	痰热						
		湿热		凉血地黄汤、萆薢化毒汤、萆薢渗湿汤、止痛如神汤、槐角丸、苦参汤、四妙散、地榆散、槐花散				
	寒湿（痰）	痰湿						
		寒湿						
	食积							
血瘀	血瘀热			桃红四物汤				
	血瘀寒							
实热				调胃承气汤、大承气汤				
实寒								
表证	表实							
	表虚							
半表半里	实热							
	虚寒							

医案

伍某，女，53岁，于2004年11月24日行环状混合痔手术治疗，术后出现肛门坠胀不适，站立、行走时坠胀加重，频繁临厕以图缓解，给予痔血胶囊口服，症状如故。查见：气短懒言，身倦乏力，舌红苔薄白，脉沉细。

证属气虚血瘀，予桃红四物汤合补中益气汤加减。处方：

桃仁15g，红花6g，当归15g，川芎12g，赤芍15g，太子参20g，黄芪30g，白术20g，陈皮15g，升麻15g，苏木12g，槟榔12g，炒枳壳20g，木香12g，苍术15g，甘草6g。水煎服，两日1剂。另用药渣加葱白50g、荆芥20g、透骨草50g、威灵仙50g，煎水熏洗坐浴。1剂后，坠胀减轻，再剂而愈。〔魏照洲．活血祛瘀法在痔疮术后并发症中的应用．四川中医，2008，26（4）：102〕

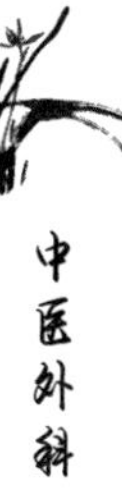

中医妇科

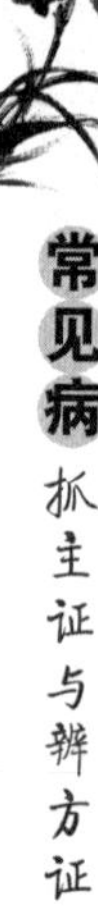

1. 月经前期

			太阳病	阳明病	少阳病	太阴病	少阴病	厥阴病
气虚	气虚热							
	气虚寒					补中益气汤、归脾汤、圣愈汤		
津虚	津虚热							
	津虚寒					胶艾汤、桃红四物汤		
血虚	血虚热							
	血虚寒							
虚热				两地汤				
虚寒								
气滞	气滞热							
	气滞寒							
湿水饮痰*食积	(痰)湿热	痰热						
		湿热						
	寒湿(痰)	痰湿						
		寒湿				归肾丸、知柏地黄汤、大补阴丸		
	食积							
血瘀	血瘀热							
	血瘀寒							

续表

实热			清经散、丹栀逍遥散、知柏地黄汤、大补阴丸				
实寒							
表证	表实						
	表虚						
半表半里	实热			丹栀逍遥散			
	虚寒						

医案

杨某，女，21岁，未婚。初诊：2004年7月26日。月经先期来潮8年。患者月经初潮13岁，4/20～22天，量较多，色鲜红，无痛经，未经治疗。末次月经2004年7月9日，量多，色鲜红。现白带量多，色黄，偶夹血丝，大便3～4日一行。舌红苔薄黄，有齿痕，脉沉软，70次/分。

刘老认为此为脾虚所致月经先期，由于脾虚气弱，冲任不固，不能统摄经血，故月经先期而至；脾虚运化失常，水湿内停，损伤任带，而致白带量多；色黄为湿郁化热之象。完带汤为治疗脾虚带下病方剂，有健脾益气、升阳除湿的功能，故以此方加味正对病情，方中加入女贞子以清热养阴，生地滋阴凉血，茯苓健脾渗湿，因白带中夹血丝，故加用阿胶养血止血治疗。

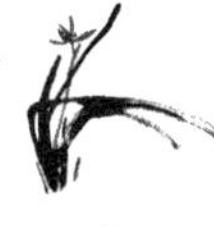

故辨证属脾虚夹热。拟健脾益气、清热凉血法，以完带汤加味治疗：柴胡9g，陈皮9g，白芍15g，炒荆芥9g，党参15g，甘草6g，炒白术30g，苍术9g，山药30g，车前子9g，女贞子

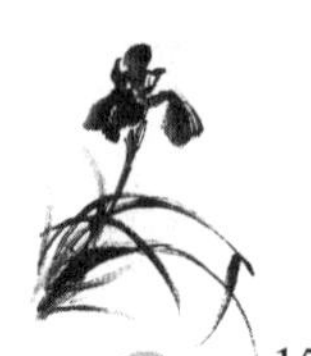

15g，生地10g，阿胶12g（兑），茯苓9g，7剂。

二诊：2004年8月9日。诉服药后白带量减少，色白，今月经来潮，量较多，色鲜红，经前感腹胀，有下坠感，纳差，大便三四天一行，舌红苔黄。守上方加益母草20g、制香附15g、木香9g，7剂。

按语：服药7天后白带不夹血丝，量减少，且月经未提前来潮。二诊时正值经期，故继用完带汤加味以巩固疗效，并于方中加入益母草、制香附、木香理气止痛，活血调经。（《刘云鹏妇科医案医话》）

2. 月经后期

		太阳病	阳明病	少阳病	太阴病	少阴病	厥阴病
气虚	气虚热						
	气虚寒				十全大补汤、归脾汤、人参养荣汤		
津虚	津虚热						
	津虚寒				左归丸		
血虚	血虚热						
	血虚寒				胶艾汤、桃红四物汤、大补元煎、归地滋血汤、当归地黄饮、当归芍药散		
虚热							
虚寒					温经汤（《金匮要略》）、温经汤（《妇人良方大全》）、艾附暖宫丸、桂枝茯苓丸		
气滞	气滞热			逍遥散、乌药汤、四逆散			
	气滞寒						

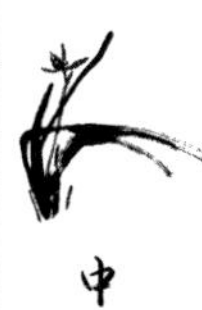

中医妇科

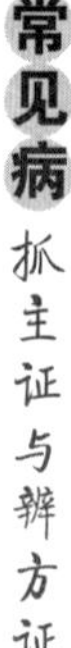

续表

湿水饮痰*食积	（痰）湿热	痰热						
		湿热						
	寒湿（痰）	痰湿				芎归二陈汤		
		寒湿						
	食积							
血瘀	血瘀热							
	血瘀寒							
实热								
实寒								
表证	表实							
	表虚							
半表半里	实热							
	虚寒							

医案

李某，女，25岁，1993年9月29日初诊。患周身疼痛半年，肩、肘、膝关节无一处不痛，西医检查未见明显异常，曾服“身痛逐瘀汤”不效。现周身疼痛，无汗，恶风，心烦，食少，大便干燥，数日一行。月经后期，经来时小腹疼痛。舌质红、苔白，脉弦细小数。

本案为风寒湿邪在表，而内有蕴热之证。可见于素有内热之人，感受风寒湿邪；或外邪入里化热，又复感于风寒湿等。风寒湿外侵，三气杂而合至，痹阻于经络关节，故见周身关节疼痛；风寒外束，营卫郁闭，则见无汗、恶风等表证。心烦、便干、舌红、脉数，为热蕴于里之象。证属表里同病，寒热并存。故在治疗上就不能像一般寒痹或热痹那样单纯使用温热药或寒凉药，而是要寒温并用，表里同治，拟散外寒、清内热之法。所用方药为《千金翼方》之“三黄汤”，本方善治“中风手足拘挛，肢节疼痛，烦热心乱，恶寒，不欲饮食”等症。方用麻黄外散风寒；黄芩内清里热；细辛助麻黄发散风寒止痛为佳；独活祛风胜湿，善搜体内之伏邪，为身痛之要药；妙在黄芪一味，既能扶正走表益卫气，又能散寒祛湿而驱邪气，况麻、辛得黄芪，则发散有力；黄芩得黄芪，则清热不伤中。一味黄芪能一统寒热。刘老常用本方治疗外寒内热之痹痛，或风寒而有化热之象，其疗效可嘉。

处方：黄芩 10g，黄芪 10g，麻黄 3g，细辛 3g，独活 6g，7 剂。

服 3 剂，疼痛大减，7 剂服完身痛若失，诸症亦随之而愈。(《刘渡舟验案精选》)

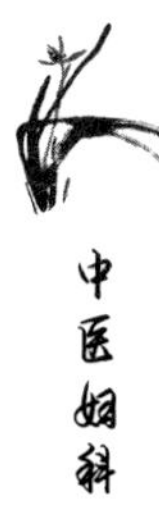

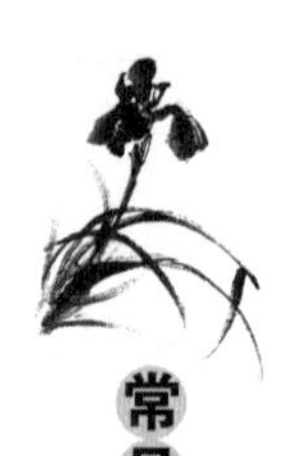

3. 月经先后无定期

		太阳病	阳明病	少阳病	太阴病	少阴病	厥阴病
气虚	气虚热						
	气虚寒				补中益气汤、归脾汤、圣愈汤		
津虚	津虚热						
	津虚寒						
血虚	血虚热						
	血虚寒				胶艾汤、桃红四物汤、当归芍药散		
虚热							
虚寒					温经汤（《金匮要略》）、温经汤（《妇人良方大全》）、艾附暖宫丸、桂枝茯苓丸		
气滞	气滞热			逍遥散、定经汤			
	气滞寒						

续表

湿水饮痰*食积	（痰）湿热	痰热						
		湿热						
	寒湿（痰）	痰湿						
		寒湿				归肾丸、固阴煎		
	食积							
血瘀	血瘀热							
	血瘀寒							
实热								
实寒								
表证	表实							
	表虚							
半表半里	实热							
	虚寒							

医案

王某，女，50岁，1994年8月29日初诊。近半年来感觉周身不适，心中烦乱，遇事情绪易激动，常常多愁善感，悲恸欲哭。胸闷心悸气短，呕恶不食，头面烘热而燥，口干喜饮，失眠多梦，颜面潮红，但头汗出。月经周期不定，时有时无。某医院诊断为“更年期综合征”，服“更年康”及“维生素”等药物，未见效果。舌苔薄白，脉来滑大，按之则软。

刘老辨为妇女50岁乳中虚，阳明之气阴不足，虚热内扰之证，治宜养阴益气，清热除烦，为疏《金匮要略》“竹皮大丸”加减。“竹皮大丸”见于《金匮要略·妇人产后病脉证并治第二十一》，主治“妇人乳中虚，烦乱呕逆”之证，是证由产后气阴

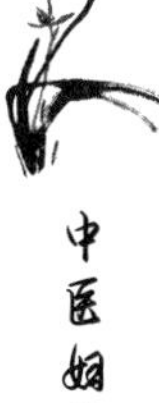

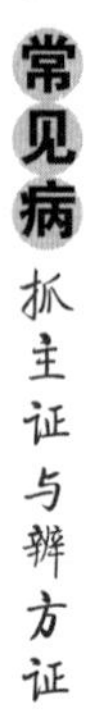

两亏，虚热内扰而生。本案所现脉证，发于经断前后，亦是由于气血阴津俱虚所致。月经欲断未断，每易伤阴耗气，气阴不足，则因虚而生内热，热扰于中焦，胃气不得下降，故见呕恶不食；上扰于胸位，使心神无主，又加中焦亏乏，不能“受气取汁，变化而赤为血”，则心血不充，神明失养，故可见心中烦乱、失眠多梦以及情绪异常等症。治疗当师仲景“安中益气”为大法，清热降逆，养阴和胃，用竹皮大丸。竹茹、石膏清热、降逆、止呕；桂枝、甘草辛甘化气，温中益心；白薇清在上之虚热；大枣、玉竹滋中州之阴液；丹皮助白薇养阴以凉气血而清虚热。本方寒温并用，化气通阴，服之能使气阴两立，虚热内除，于是随月经欲断所现等证候自愈。

处方：白薇 10g，生石膏 30g，玉竹 20g，丹皮 10g，竹茹 30g，炙甘草 10g，桂枝 6g，大枣 5 枚。

服药 5 剂，自觉周身轻松，烦乱呕逆之症减轻，又续服 7 剂，其病已去大半，情绪安宁，睡眠转佳，病有向愈之势。守方化裁，共服二十余剂而病瘳。(《刘渡舟验案精选》)

4. 月经过多

			太阳病	阳明病	少阳病	太阴病	少阴病	厥阴病
气虚	气虚热							
	气虚寒					补中益气汤、归脾汤、圣愈汤、举元煎、固冲汤、安冲汤		
津虚	津虚热							
	津虚寒							
血虚	血虚热							
	血虚寒							
虚热								
虚寒								
气滞	气滞热							
	气滞寒							
湿水饮痰*食积	（痰）湿热	痰热						
		湿热						
	寒湿（痰）	痰湿						
		寒湿				知柏地黄汤、大补阴丸		
	食积							
血瘀	血瘀热			桃红四物汤、失笑散				
	血瘀寒							

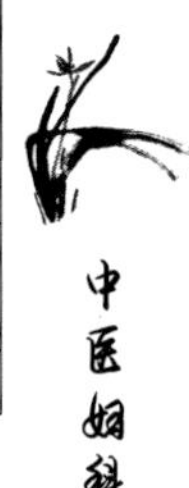

续表

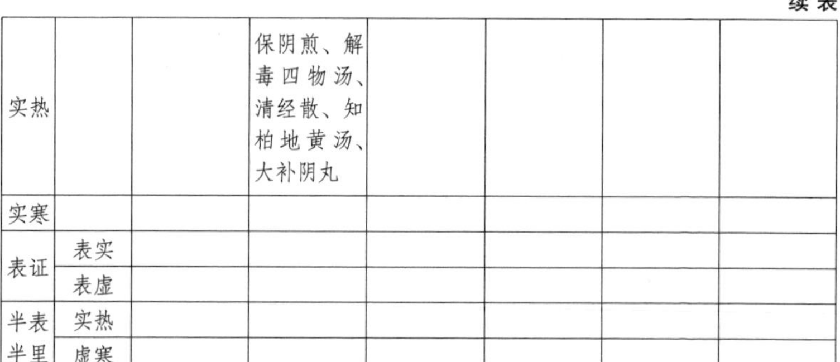

实热			保阴煎、解毒四物汤、清经散、知柏地黄汤、大补阴丸				
实寒							
表证	表实						
	表虚						
半表半里	实热						
	虚寒						

医案 1

蔡某，24 岁，未婚。近 3 个月来，每次月经来潮血量明显增多，色紫质稠有血块。自述经前即有小腹胀痛，腰酸，并伴有心烦、急躁、易怒、纳差、倦怠等症状，舌苔薄白，舌质偏红，脉象沉细而弦。前面用药皆因腰酸、纳差、乏力而以脾肾不足，冲任失固立法，用健脾补肾固冲调经治疗，效不明显。

本次月经已行 4 天，仍量多不绝，余细从经色、经质分析，经色紫红而质稠有血块，显然属于血热气滞之证，故改从清热凉血、理气调经治之，用清经散加减：地骨皮、青蒿、黄芩、白芍、乌药、川楝子各 10g，木香 6g，用 2 剂后血止，继用 5 剂。以后月经量趋向正常，半年未发。(《中医误诊误治原因及对策》)

医案 2

一陈姓学生，年方 16，近考前适值经水来潮，量多如注，心慌头晕，曾送入某医院住院 10 多天，病势虽见缓解，但仍时有漏下，且稍劳作即显著增多，遂来我处求治。症见：精神委顿，面色无华，心悸怔忡，纳谷不香，脉沉细，舌淡红，苔薄白。

证属气血两虚，即以八珍汤加止血药治之。

二诊：因服前方效果不著，遂改用归脾汤调养心脾，摄血归经，先后服用6剂，患者血转淡红，仍不干净。思之，此证固与心脾两虚关系密切，然亦因血亏气耗所致，故当从“散者收之”着手，用地榆30g，水醋各半煎服，患者仅服2剂，血即干净。地榆味苦涩，性微寒。《精校本草纲目》称：“地榆除下焦热”，可治“血证”，治“妇人漏下”，故可治疗血热出血，有良好的清热解毒、凉血止血作用，炒炭之后，非但微寒之性已趋平和，而且增强了固涩作用。米醋之酸敛，可以收摄经血，且有祛瘀之力，使血止而不留瘀。（《长江医话·地榆苦酒疗崩漏》）

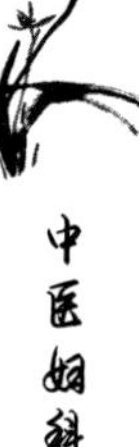

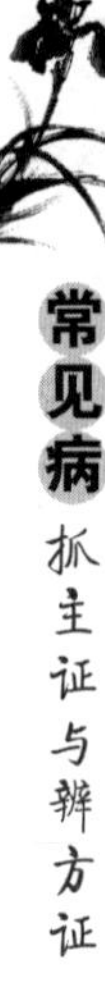

5. 月经过少

		太阳病	阳明病	少阳病	太阴病	少阴病	厥阴病
气虚	气虚热						
	气虚寒				十全大补汤、归脾汤、人参养荣汤、滋血汤		
津虚	津虚热						
	津虚寒						
血虚	血虚热						
	血虚寒				胶艾汤、桃红四物汤、大补元煎、归地滋血汤、当归地黄饮、当归芍药散		
虚热							
虚寒					温经汤(《金匮要略》)、温经汤(《妇人良方大全》)、艾附暖宫丸、桂枝茯苓丸、少腹逐瘀汤		

续表

气滞	气滞热				逍遥散、四逆散			
	气滞寒							
湿水饮痰*食积	（痰）湿热	痰热						
		湿热						
	寒湿（痰）	痰湿			苍附导痰丸			
		寒湿						
	食积							
血瘀	血瘀热							
	血瘀寒							
实热								
实寒								
表证	表实							
	表虚							
半表半里	实热							
	虚寒							

医案

何某，女，26岁，1993年9月15日初诊。四个月前因下雨路滑跌倒在地，损伤尻尾。拍X光提示为“骶骨骨裂”。现尾骨疼痛较剧，不敢坐椅子，行走时疼痛加重，甚至不能平卧。伴见月经量少，小腹发凉，两腿沉困。舌质紫暗，边有瘀点，脉弦细而涩。

跌打损伤之后，血瘀不散，影响气机的疏通，血瘀气滞，脉道不通，故致疼痛，且伴见月经量少、舌暗、脉涩等症。治当活血行气以止痛，“血府逐瘀汤”实为代表方剂。方中用桃红四物汤活血化瘀；柴胡、桔梗主升，枳壳、牛膝主降，四药合用，斡旋气机，以升降上下气机；甘草调和诸药。本方以活血为主，行气次之，待瘀血去其大半，又当行气为先，故转方用“通气散”以行气机，散结滞。总使瘀开气行，脉道通畅，则疼痛必止。

予疏血府逐瘀汤如下：当归 15g，生地 10g，赤芍 15g，川芎 10g，桃仁 14g，红花 10g，枳壳 10g，桔梗 10g，柴胡 14g，牛膝 10g，炙甘草 8g。

结果：服 7 剂后，疼痛大减，舌质转为正常，脉沉弦。瘀血虽去，气滞犹存，转方用“通气散”理气散结止痛。处方：木香 8g，沉香 4g，延胡 10g，炙甘草 4g，小茴香 10g，橘核 10g，荔枝核 10g，黑白丑 6g，当归 12g，红花 6g，鹿角霜 10g，天仙藤 20g，丝瓜络 10g。服上方 10 剂，诸症皆愈。(《刘渡舟验案精选》)

6. 经期延长

			太阳病	阳明病	少阳病	太阴病	少阴病	厥阴病
气虚	气虚热							
	气虚寒					补中益气汤、归脾汤、圣愈汤、举元煎		
津虚	津虚热							
	津虚寒							
血虚	血虚热							
	血虚寒					胶艾汤		
虚热				两地汤、二至丸				
虚寒								
气滞	气滞热				逍遥散、四逆散			
	气滞寒							
湿水饮痰*食积	(痰)湿热	痰热						
		湿热		固经丸				
	寒湿(痰)	痰湿						
		寒湿				归肾丸、知柏地黄汤、大补阴丸		
	食积							
血瘀	血瘀热			桃红四物汤、失笑散				
	血瘀寒							

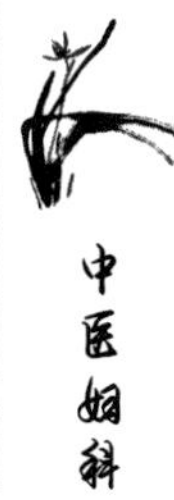

续表

实热			清经散、丹栀逍遥散、知柏地黄汤、大补阴丸				
实寒							
表证	表实						
	表虚						
半表半里	实热			丹栀逍遥散			
	虚寒						

医案

虞某，女，33岁，于2008年6月19日初诊。诉经期延长9年。9年来月经周期基本正常，经量偏多，色红，块多，无痛经。经行第一、二日量少，色黯，第三、四日经量多，色红，块多，继之淋漓不净，常15日左右方净。平素常易性急烦躁，腹痛、腹泻，纳眠可。末次月经2008年5月25日，经行16日方净。现患者无特殊不适。舌红润、苔薄白，脉细弦。2009年3月11日B超检查提示：①子宫内膜较厚；②杜氏窝少量积液。

诊断：经期延长。辨证：气血失调，肝郁脾虚，冲任不固。治以调理气血，疏肝健脾，固摄冲任。予逍遥散加菟丝子、女贞子、旱莲草、生地、炒续断、炙香附、炒麦芽、炒扁豆等5剂内服，每剂药服2天，每天分2次服完。

2008年7月3日复诊，诉于2008年6月28日行经，经量中等，经色红，黏稠，块少，伴小腹胀满，无腰腹痛，就诊时经量已减，纳眠尚可，二便正常，舌红润，苔薄白，脉细弦滑。予黄芪逍遥散加郁金、菟丝子、苏梗、千张纸、仙鹤草、益母草等3剂，服法同前。

2008年7月10日再诊，诉经以上治疗，本次经行10日即净，较前缩短5日。现无特殊不适，舌红润，苔薄白，脉细弦，治疗有效，守前方加减继续治疗3个月，经期恢复至7~8天。〔冯绮. 徐涟主任应用逍遥散治疗经期延长经验. 云南中医中药杂志，2009，30（10）：1-2〕

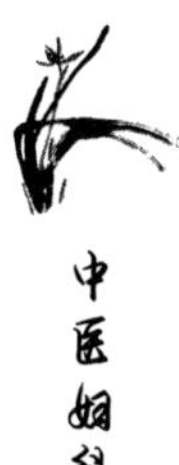

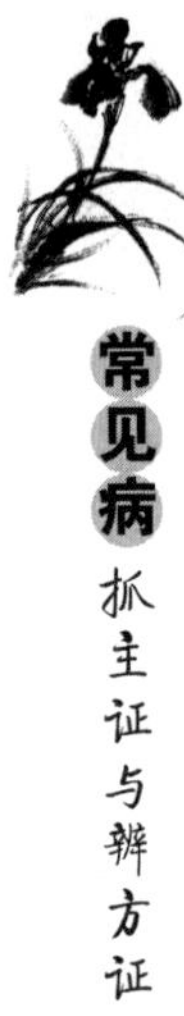

7. 经间期出血

			太阳病	阳明病	少阳病	太阴病	少阴病	厥阴病
气虚	气虚热							
气虚	气虚寒					补中益气汤、归脾汤、圣愈汤、举元煎		
津虚	津虚热							
津虚	津虚寒							
血虚	血虚热							
血虚	血虚寒					胶艾汤		
虚热				两地汤、二至丸				
虚寒								
气滞	气滞热				逍遥散、四逆散			
气滞	气滞寒							
湿水饮痰*食积	（痰）湿热	痰热						
湿水饮痰*食积	（痰）湿热	湿热		固经丸、清肝止淋汤、龙胆泻肝汤				
湿水饮痰*食积	寒湿（痰）	痰湿						
湿水饮痰*食积	寒湿（痰）	寒湿				归肾丸、知柏地黄汤、大补阴丸		
湿水饮痰*食积	食积							

续表

血瘀	血瘀热		桃红四物汤、失笑散、逐瘀止血汤				
	血瘀寒						
实热			清经散、丹栀逍遥散、知柏地黄汤、大补阴丸				
实寒							
表证	表实						
	表虚						
半表半里	实热			丹栀逍遥散			
	虚寒						

医案

许某，女，24岁，已婚，1993年7月20日初诊。17岁月经初潮，21岁结婚，婚后三年未孕。据诉：三年来每于月经过后11天左右即见有少量阴道出血，色暗红，持续3至4天始止。月经周期尚准，经色红，经量较多，间有小瘀块，每于经前、经期乳房作胀，小腹疼痛，带下色黄质黏稠，小便赤涩，曾到某中医院妇科服养血调经中药数月不效，后又至江西省妇幼保健院检查，妇检外阴已婚未产式，宫体正常，附件未见异常，诊断为“排卵期出血”，医生嘱其做基础体温测定，因无耐心而失败。刻诊正值经期，经色红，量较多，有小瘀块，乳房作胀，小腹疼痛，尿道有灼热感，舌质红、苔黄略腻，脉弦滑稍数。

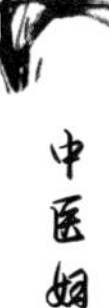

证属肝经郁热，湿热下注，治拟清热利湿、疏肝和血、调经之法。处方：瞿麦15g，萹蓄12g，木通6g，柴胡8g，荆芥穗

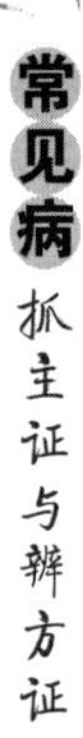

5g，白芍12g，黄芩10g，女贞子10g，旱莲草15g，车前子12g，阿胶（烊化）10g，香附子8g，甘草5g。4剂，水煎服。

二诊（7月24日）：服上药后月经已净，带下较前减少，色黄质黏稠，依上方继服5剂。

三诊（8月19日）：月经依期而至，经量一般，经色红，无瘀块，乳胀、腹痛消失，此次月经期间未见出血，脉弦缓。药已对证，依上方继服8剂。

四诊（10月14日）：月经未至，感头晕纳呆，肢倦神疲，恶心呕吐，舌质淡、苔薄白，脉滑稍数。妊娠尿检阳性。拟和胃降逆安胎之法治之。

按：经间期出血，临床上比较少见，前人文献亦无专门论述。笔者认为此案病例主要是由肝经郁热、湿热下注所致。热迫血行，则见经量较多；湿热下注扰动血海，则见经间期出血、带下色黄质黏稠、小便赤涩；肝气郁结则见乳房作胀；舌苔黄略腻、脉弦滑稍数均为湿热之象。故方中用柴胡、香附、荆芥穗、条芩疏泄肝经郁热；瞿麦、萹蓄、木通、车前子清利湿热；阿胶、白芍、旱莲草、女贞子补益肝肾，兼以制约柴胡、香附子疏泄太过。诸药合用，可使郁热得以清泄，湿热得以清利，冲任调和，血循经行，诸疾自愈。〔邓惠春. 经间期出血治验1则. 江西中医药，1995，26（2）：7〕

8. 崩漏

		太阳病	阳明病	少阳病	太阴病	少阴病	厥阴病
气虚	气虚热						
	气虚寒				补中益气汤、归脾汤、圣愈汤、举元煎、固本止崩汤、人参养荣汤		
津虚	津虚热						
	津虚寒				左归丸		
血虚	血虚热						
	血虚寒				胶艾汤、当归芍药散		
虚热			两地汤、二至丸				
虚寒					右归丸		
气滞	气滞热						
	气滞寒						

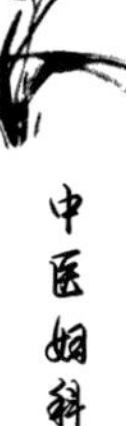

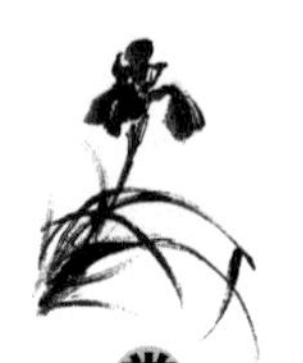

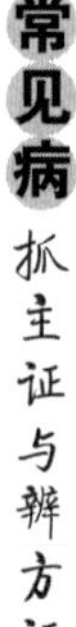

续表

湿水饮痰*食积	（痰）湿热	痰热						
		湿热		固经丸、清肝止淋汤、龙胆泻肝汤				
	寒湿（痰）	痰湿						
		寒湿				归肾丸、知柏地黄汤、大补阴丸、固阴煎		
	食积							
血瘀	血瘀热			桃红四物汤、失笑散、逐瘀止血汤				
	血瘀寒							
实热				清经散、丹栀逍遥散、知柏地黄汤、大补阴丸、保阴煎、清热固经汤				
实寒								
表证	表实							
	表虚							
半表半里	实热				丹栀逍遥散			
	虚寒							

医案 1

于某，女，40 岁，1993 年 11 月 29 日初诊。患者素来月经量多，近月余淋漓不断，某医院诊为“功能性子宫出血”。经色鲜红，质稀，头晕乏力，腰酸腿沉，口渴，口苦，便干。舌体胖大，舌边有齿痕，苔白，脉沉按之无力。

综合本案脉证，月经不止、质地稀、头晕、乏力、舌胖、脉沉无力等，究为气血两虚，冲任不固。冲为血海，任主胞胎。冲任调和，则血海、胞脉充盛，月事以时下。若血虚冲任失养，气虚冲任不固，则可使经血频至，甚则淋漓不止。故治疗以益气血，调冲任，止崩漏，处以“胶艾汤”。本方善治“妇人有漏下”属血虚冲任不固者。方用阿胶、艾叶以养血固冲；以生地、川芎、当归、白芍滋阴养血调经；炙甘草调和诸药，甘温益气；太子参益气扶虚。本案经血质地清稀，而色鲜红，又见口渴，此为血出日久，伤及阴津之象，故加麦冬以养阴生津。古人云：“崩漏血多物胶艾”，此言治疗之常规也。加滋阴之品或益气摄血之药，则是其加减变化灵通之处也。凡妇人下血属于虚证者，本方辄可用之。

处方：“胶艾汤”加味。阿胶珠12g，炒艾叶炭10g，川芎10g，当归15g，白芍15g，生地20g，麦冬20g，太子参18g，炙甘草10g。服7剂而血量大减，仍口苦，腰酸，大便两日一行，于上方中加火麻仁12g，又服7剂，诸症皆安。(《刘渡舟验案精选》)

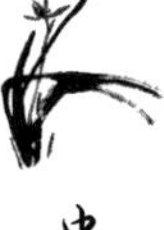

医案2

唐某，女，30岁，未婚。月经淋漓不止已半年许，妇科检查未见异常，Hb72g/L。伴心烦不得卧，惊惕不安，自汗沾衣。索其前方，多是参、芪温补与涩血固经之药，患者言服药效果不佳，切其脉萦萦如丝，数而薄疾（一息六至有余），视其舌光红无苔，舌尖红艳如杨梅。

本案主诉月经淋漓不止，前医囿于“气能摄血”之规，率用参、芪之品，反增火热之势。《素问·阴阳应象大论》指出：“阴不胜其阳，则脉流薄疾，并乃狂。”细绎其证，脉细为阴虚，数为火旺，此乃水火不济，心肾不交，阴阳悖逆之过。病本水亏火旺，反服温燥之药，何异抱薪救火，焉能取效。《素问·奇病论》说：“胞络者，系于肾。”《素问·评热病论》说：“胞脉者，属心而络于胞中。”心肾不交之证，肾水亏于下不能上济心火，心火反下移入胞中，逼迫经血淋漓不止。阴亏火炽，故治当壮水制火、泻南补北、交通心肾为法，遂投《伤寒论》的黄连阿胶汤。

处方：黄连 10g，阿胶 12g，黄芩 5g，白芍 12g，鸡子黄两枚（自加）。此方服至 5 剂，夜间心不烦乱，能安然入睡，惊惕不发。再进 5 剂，则漏血已止。Hb 上升至 120g/L。（《刘渡舟验案精选》）

9. 闭经

			太阳病	阳明病	少阳病	太阴病	少阴病	厥阴病
气虚	气虚热							
	气虚寒					归脾汤、人参养荣汤		
津虚	津虚热							
	津虚寒					左归丸		
血虚	血虚热							
	血虚寒					加减一阴煎、当归芍药散		
虚热								
虚寒						少腹逐瘀汤、桂枝茯苓丸、右归丸		
气滞	气滞热							
	气滞寒							
湿水饮痰*食积	(痰)湿热	痰热						
		湿热						
	寒湿(痰)	痰湿						
		寒湿				归肾丸		
	食积							
血瘀	血瘀热			膈下逐瘀汤、血府逐瘀汤				
	血瘀寒							

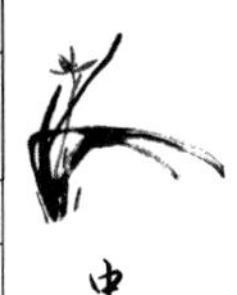

续表

实热			下瘀血汤、抵当汤、丹栀逍遥散、大柴胡汤				
实寒							
表证	表实						
	表虚						
半表半里	实热			逍遥散、四逆散、佛手散、丹栀逍遥散、大柴胡汤			
	虚寒						

医案

王某，女，28岁，未婚，住北京市海淀区。闭经三个月，肌肉注射黄体酮无效。患者常感周身乏力，心烦，性情急躁，少腹拘急，大便干结不爽，小便赤黄，口唇干燥，不时舐润。望其两目黯青，面色不荣，皮肤干燥角化，舌色红绛，无苔，中有裂纹，脉沉。

本案闭经缘于五劳虚极，内有干血，俗称“干血劳”。《金匮要略》认为，“干血劳”多因“食伤、忧伤、房室伤、饥伤、劳伤、经络营卫气伤”，导致瘀血内留所致。瘀血内留，日久则成为“干血”，干血内结，不但使新血不生，而且郁久化热，则更耗阴血。故本证特点是虚、瘀并存，大实而有羸状。瘀血内留，阻于冲任，故见闭经，小腹拘急；阴血亏虚，不能濡润肤面目睛，故两目发黯，面色不华，皮肤干燥角化；溲黄、便干、唇燥、心烦、舌红无苔，则为瘀血化热伤阴之象。本证瘀血虽由虚而致，然瘀血不去，新血不生，正气便无由恢复，故治疗当以祛瘀为主，辅以扶正之品，俾使瘀去新生，病自痊愈。

治当泻热逐瘀，故刘老选用大黄䗪虫丸。大黄䗪虫丸方用大黄、䗪虫、干漆、蛴螬、水蛭、虻虫活血通络，攻逐瘀血；生地、芍药养血滋阴；黄芩助大黄以清瘀热，杏仁配桃仁以润燥结；甘草缓中补虚，调和诸药。诸药共奏祛瘀清热、养血润燥之功。尤在泾《金匮心典》将本方功能特点概括为“润以濡其干，虫以动其瘀，通以去其闭。”用丸剂者，在于五劳虚极之人不任峻猛攻伐，唯以缓消为宜。《类聚方广义》用本方治疗“妇人经水不利，渐为心腹胀满，烦热咳嗽，面色煤黄，肌肤干皮细起，状如麸皮；目中晕暗，或赤涩羞明怕日者”，疗效非凡。嘱病人购服同仁堂产的“大黄䗪虫丸”180g，每次服6g，一日服三次。

二诊：服药不久，月经来潮，周期5天，经量中等，颜色暗红，其他诸症亦随之减轻。视其舌色仍然红绛，脉沉而略涩，此乃干血尚未尽化，瘀热犹存之象，令其仍服“大黄䗪虫丸”。观其诸症皆愈，又疏“圣愈汤”一方（党参、黄芪、生地、川芎、白芍、当归）3剂，以善其后。

按语：大黄䗪虫丸中毕竟破血逐瘀之品较多，而补虚扶正之品不足，故待干血去后，而应以补虚巩固之，正如《张氏医通》所说，“待干血行尽，然后纯行缓中补虚收功”。所以，本案又用圣愈汤善其后。（《刘渡舟验案精选》）

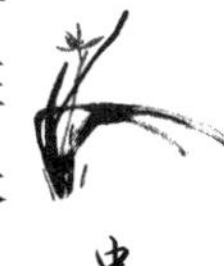

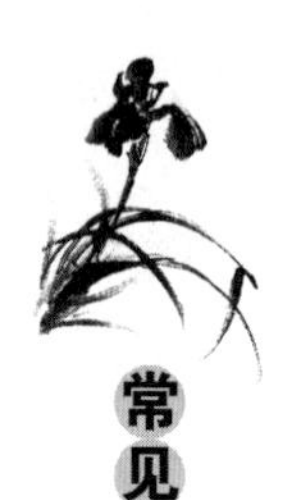

10. 痛经

		太阳病	阳明病	少阳病	太阴病	少阴病	厥阴病
气虚	气虚热						
	气虚寒				归脾汤、人参养荣汤、圣愈汤		
津虚	津虚热						
	津虚寒						
血虚	血虚热						
	血虚寒				胶艾汤、大补元煎、当归芍药散、调肝汤		
虚热							
虚寒					温经汤（《金匮要略》）、温经汤（《妇人良方大全》）、艾附暖宫丸、桂枝茯苓丸、少腹逐瘀汤、右归丸		
气滞	气滞热			逍遥散、四逆散、佛手散			
	气滞寒						

续表

湿水饮痰*食积	（痰）湿热	痰热						
		湿热		清热调血汤、龙胆泻肝汤				
	寒湿（痰）	痰湿						
		寒湿				归肾丸		
	食积							
血瘀	血瘀热			膈下逐瘀汤、血府逐瘀汤、桃红四物汤				
	血瘀寒							
实热								
实寒								
表证	表实							
	表虚							
半表半里	实热							
	虚寒							

医案

李某，女，45岁，1993年5月5日初诊。十年前因做人工流产而患痛经。每值经汛，小腹剧痛、发凉，虽服“止痛药片”而不效。经期后延，量少色黯，夹有瘀块。本次月经昨日来潮，伴见口干唇燥，头晕，腰酸腿软，抬举无力。舌质暗，脉沉。

本证起于冲任虚寒，内有瘀血阻滞。冲为血海，任主胞胎，二经皆起于胞中，与月经关系甚为密切。本案流产之后，冲任空虚，寒邪乘势而入，凝滞气血，使胞络不通，则每于经行之时，胞络欲开不能，而致小腹疼痛。《妇人大全良方》指出：

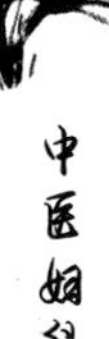

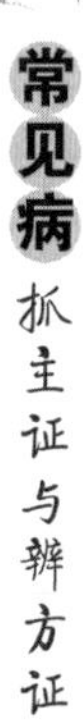

"夫妇人月经来腹痛者，由劳伤气血，致令体虚，风冷之气客于胞络，损于冲任之脉。"冲任虚寒，又有瘀血内留，故经期后延，量少、色黯，夹有瘀块。至于口唇干燥一症，乃是瘀血滞久，血不濡，气不煦之象。《金匮要略》指出："其证唇口干燥"，"瘀血在少腹不去"。本案患者痛经十年，其瘀血内伏不去之情卓然可知。

因本证虚实寒热夹杂，所以治疗上非纯用一法之所宜，其虚寒当温补，瘀热当通散。故用张仲景"温经汤"，温经散寒与养血祛瘀并用。方中吴茱萸、桂枝温经散寒，通利血脉；当归、白芍、川芎养血调经，兼化瘀血；丹皮清瘀热，阿胶、麦冬滋阴润燥，皆为瘀血之变局而设；党参、甘草益气生血，以补冲任之虚；妙在半夏、生姜二味，直通阳明，调和胃气，因冲任二脉皆与胃经相通，胃气一调，则冲任二脉瘀开结散。服用本方可使瘀去新生，冲任调和，则痛经诸症自解。本方虽寒热消补并用，但以温养冲任为主，临床常用于冲任虚寒而又瘀血内停之证，如月经不调、痛经、崩漏等，其疗效理想。

故治宜温经散寒，祛瘀养血。为疏《金匮要略》"温经汤"。处方：吴茱萸8g，桂枝10g，生姜10g，当归12g，白芍12g，川芎12g，党参10g，炙甘草10g，丹皮10g，阿胶10g，半夏15g，麦冬30g。

服5剂，小腹冷痛大减。原方续服5剂，至下次月经，未发小腹疼痛，从此月经按期而至，俱无不适。(《刘渡舟验案精选》)

11. 带下病

			太阳病	阳明病	少阳病	太阴病	少阴病	厥阴病
气虚	气虚热							
	气虚寒					补中益气汤、归脾汤、圣愈汤、举元煎、完带汤		
津虚	津虚热							
	津虚寒							
血虚	血虚热							
	血虚寒					当归芍药散		
虚热				两地汤、二至丸				
虚寒						右归丸、内补丸		
气滞	气滞热							
	气滞寒							
湿水饮痰*食积	(痰)湿热	痰热						
		湿热		止带方、易黄汤、龙胆泻肝汤、萆薢渗湿汤				
	寒湿(痰)	痰湿						
		寒湿				归肾丸、知柏地黄汤、大补阴丸、固阴煎、肾著汤		
	食积							

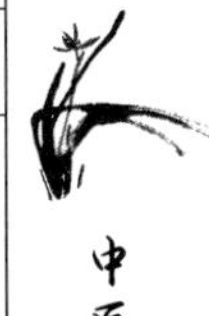

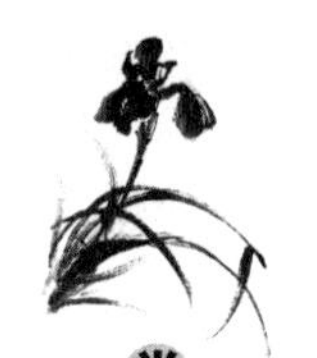

续表

血瘀	血瘀热						
	血瘀寒						
实热			知柏地黄汤、大补阴丸、清经散、保阴煎、清热固经汤、五味消毒饮				
实寒							
表证	表实						
	表虚						
半表半里	实热			丹栀逍遥散			
	虚寒						

医案

白某，女，38 岁。体肥而白带反多，且有秽浊气味，久治不愈。视之所服皆为治湿热之药。切其脉沉缓，视其苔白滑不燥。

妇人带下，属热属寒，当据证而断。本案带下见舌苔白滑不燥，脉象沉缓，更无口温、溲赤、便结之症，则为阴寒之证，故不可只据带下秽浊味臭而断为有热。前医不识，率用寒药治之，必然久治不愈。本证为脾阳不运，寒湿下注所致，故以《金匮要略》甘姜苓术汤（又名“肾著汤”）燠土以制水。土健则湿去，脾温则寒除，带下自能痊愈。

疏方：白术 30g，干姜 14g，茯苓 30g，炙甘草 10g。

服至 5 剂，白带减少大半，至 10 剂则痊愈。

进修学生张君不解，问曰：带为湿浊之邪，味臭秽自是

"湿热"所变。先生竟用"肾著汤"之温燥而又反加重干姜之剂量，不知其理为何也？刘老曰：其人脉沉缓是为阴，是为寒湿，寒湿带下味秽，乃湿郁阳气而使之然。今方去其寒湿，则使下焦阳气不为湿邪所著，是以带止而味亦自除也。(《刘渡舟验案精选》)

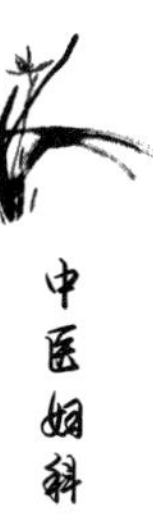

中医儿科

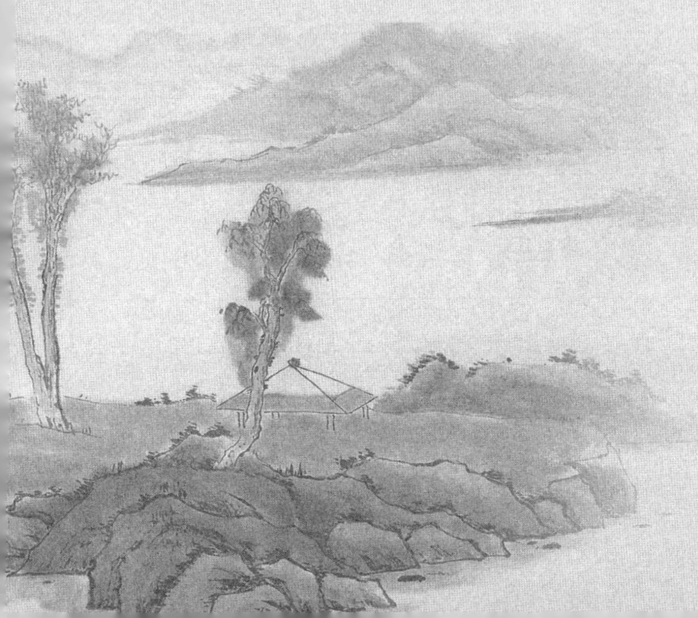

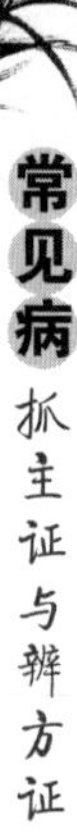

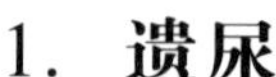

1. 遗尿

			太阳病	阳明病	少阳病	太阴病	少阴病	厥阴病
气虚	气虚热							
气虚	气虚寒					补中益气汤、归脾汤、桑螵蛸散		
津虚	津虚热							
津虚	津虚寒							
血虚	血虚热							
血虚	血虚寒							
虚热								
虚寒						理中汤、缩泉丸、金锁固精丸、五子衍宗丸、右归丸、肾气丸		
气滞	气滞热							
气滞	气滞寒							
湿水饮痰*食积	湿热（痰）	痰热						
湿水饮痰*食积	湿热（痰）	湿热		龙胆泻肝汤、四妙散、猪苓汤、程氏萆薢分清饮				
湿水饮痰*食积	寒湿（痰）	痰湿						
湿水饮痰*食积	寒湿（痰）	寒湿				肾著汤、知柏地黄汤		
湿水饮痰*食积	食积							

续表

血瘀	血瘀热						
	血瘀寒						
实热			知柏地黄汤、白虎汤				
实寒							
表证	表实						
	表虚						
半表半里	实热			龙胆泻肝汤			
	虚寒						

医案

患儿，男，10 岁，2001 年 3 月初诊。夜间遗尿 1 年余，每夜或隔夜 1 次，小便黄而量少，尿味臊臭，夜间龋齿，口苦，面红目赤，平时性情急躁，舌质红，苔黄微腻，脉弦数。尿常规、腰骶部 X 线摄片、输尿管及膀胱彩超检查均未见异常。

肝主疏泄，调畅气机，通利三焦，疏通水道，且足厥阴肝经循少腹，络阴器。如小儿娇生惯养，所欲不遂；或学习生活环境改变，学习压力过大，心情抑郁；或家庭不和睦，遭受委屈，性情不畅，均可导致肝气郁结。气机不畅，影响三焦水道的正常通利，久则郁而化热；疏泄太过，下迫膀胱，膀胱不藏，而致睡中遗尿，正如《灵枢·经脉》所说，“是肝所生病者……遗溺……”本组病例所表现的尿黄、尿少、尿味臊臭、性情急躁、面红目赤、舌质红、苔黄、脉弦数等均为肝经热盛之象，属遗尿症之实证。正如《医学心悟·遗尿》所说，“火性热速，逼迫而遗。”治疗当疏肝清热，固涩小便，如误补则生他变。故用加味丹栀逍遥散治之，方中丹皮清泄肝火；山栀清泄三焦，

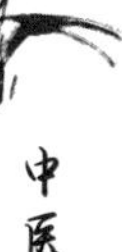

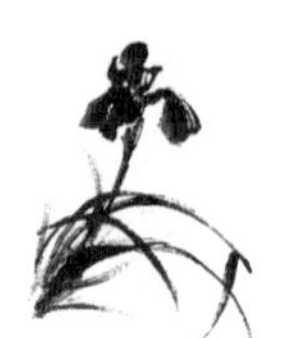

又善清肝热，并导热下行；柴胡疏肝解郁且为肝使；白芍柔肝疏肝；当归养血和肝；白术、茯苓调中健脾；石菖蒲开心窍；桑螵蛸、益智仁、煅牡蛎固涩小便；甘草调和诸药，能缓肝急。处方：丹皮9g，黑山栀6g，柴胡9g，白芍9g，当归9g，炒白术9g，茯苓9g，龙胆草2g，黄柏6g，石菖蒲6g，桑螵蛸9g，益智仁9g，煅牡蛎18g（先煎），清甘草3g。水煎，每日1剂，分2次服。用药2周后，遗尿次数减少，又服药2个疗程后，遗尿止，续予知柏地黄汤加减以善其后，随访半年未见复发。〔夏明. 加味丹栀逍遥散治疗小儿遗尿症50例. 江苏中医药，2004，25（2）：25〕

2. 夜啼

		太阳病	阳明病	少阳病	太阴病	少阴病	厥阴病
气虚	气虚热						
	气虚寒				四君子汤、远志丸		
津虚	津虚热						
	津虚寒						
血虚	血虚热						
	血虚寒						
虚热							
虚寒					乌药散、理中汤、附子理中丸		
气滞	气滞热						
	气滞寒						
湿水饮痰*食积	(痰)湿热 痰热		琥珀抱龙丸				
	(痰)湿热 湿热		导赤散、枳实导滞丸				
	寒湿(痰) 痰湿				平胃散、保和丸		
	寒湿(痰) 寒湿						
	食积						
血瘀	血瘀热						
	血瘀寒						
实热			交泰丸、黄连阿胶汤、磁朱丸、天麻钩藤饮、栀子豉汤				

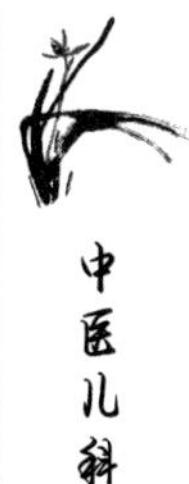

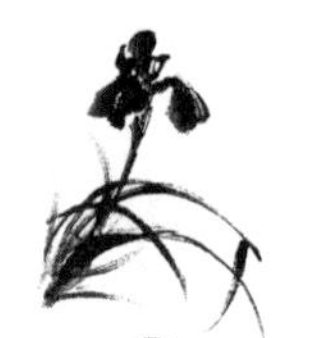

续表

实寒							
表证	表实						
	表虚						
半表半里	实热			小柴胡加龙骨牡蛎汤			
	虚寒						

医案

吴某，男，6个月。患儿半月前因乳食不节致吐泻3天，日达十余次，经西药治疗后吐泻停止，唯夜间啼哭不安，每晚如是，日间静如常人。视其面色青白，四肢蜷曲，手足不温，不欲乳食，便溏，屈腰而啼，舌淡，指纹淡红，隐而不显。

《诸病源候论·小儿杂病》云："小儿夜啼者，脏冷故也。夜阴气盛，与冷相搏则冷动，冷动与脏气相并，或烦或痛，故令小儿夜啼也。"本案禀赋不足，复加吐泻后脾阳受损，致阴盛气滞，郁积不舒，腹中绵绵作痛而啼作。故主以理中汤温中健脾，散寒止痛。处方：党参6g，白术5g，干姜3g，炙甘草3g，木香3g，钩藤5g。1剂后啼减，3剂啼止，诸症皆愈。（彭振声．经方在儿科夜啼中的应用．国医论坛，1993，4：15）